轻松怀孕全过程

王晓梅 编著

甘肃科学技术出版社

图书在版编目（ＣＩＰ）数据

轻松怀孕全过程 / 王晓梅编著. -- 兰州 : 甘肃科学
技术出版社，2017.10
ISBN 978-7-5424-2451-8

Ⅰ. ①轻… Ⅱ. ①王… Ⅲ. ①妊娠期－妇幼保健－基
本知识 Ⅳ. ①R715.3

中国版本图书馆CIP数据核字(2017)第236868号

轻松怀孕全过程
QINGSONG HUAIYUN QUANGUOCHENG

王晓梅　编著

出 版 人　王永生
责任编辑　毕　伟
封面设计　深圳市金版文化发展股份有限公司

出　版　甘肃科学技术出版社
社　址　兰州市读者大道568号　730030
网　址　www.gskejipress.com
电　话　0931-8773238（编辑部）　0931-8773237（发行部）
京东官方旗舰店　http://mall.jd.com/index-655807.html

发　行　甘肃科学技术出版社　　印　刷　深圳市雅佳图印刷有限公司
开　本　720mm×1016mm　1/16　　印　张　14　字　数　210千字
版　次　2018年1月第1版　　印　次　2018年1月第1次印刷
印　数　1～5000
书　号　ISBN 978-7-5424-2451-8
定　价　39.80元

目 录
CONTENTS

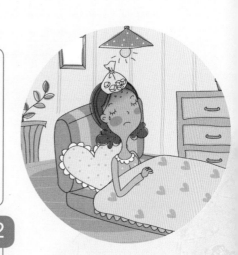

part 1

第一章 解读优生优育

2　一　什么是优生

3　二　怎样才能做到优生

8　三　怎样做好优育

part 2

第二章 孕前准备

第一节 孕前计划

12　一　拟定一个周全的孕前计划

13　二　孕前计划安排要细致

17　三　孕前还须注意的问题

19　四　女性在准备时期，不宜从事和应回避的工作

第二节 孕前的生理准备与调适

21　一　了解女性排卵周期

22　二　孕前常规检查有益于优生

24　三　调养孕前身体素质

24　四　呵护"种子"质量，男性需要注意的事项

26　五　流产后短时间内不宜再怀孕

27　六　长期服药的妇女不可急于怀孕

27　七　受 X 光照射的女性不宜立即怀孕

27　八　孕前穿衣要注意

28　九　孕前锻炼不可少

第三节 孕前心理调节与准备

28 一 孕前心理调节不可忽视

29 二 孕前心理准备大体要注意以下几项

第四节 孕前期妇女的膳食

31 一 营养均衡是妊娠成功的保障

33 二 孕前女性每日食物安排

34 三 夫妻还需知道的孕前饮食健康知识

40 四 孕前期营养食谱推荐

40 炸芝麻里脊

40 山药羊尾汤

41 酱肉丝

41 梅酱果味排

41 白果烧猪肚

42 泡菜牛肉丝

42 功夫牛肉酿青椒

42 番茄炖兔

43 竹荪清蒸鸡

43 板栗烧鸡

44 苦瓜烧鸭

44 香煎糯米鸭

45 银耳老鸭汤

45 鸡肾鸭血

45 番茄蒸鲈鱼

46 芝麻鱼条

46 粉蒸鲫鱼

46 酱烧小黄鱼

47 水晶虾仁

47 清炖牛鞭汤

第五节 孕前居家健康

48 一 女性孕前生活准则

48 二 营造整洁温馨的生活环境

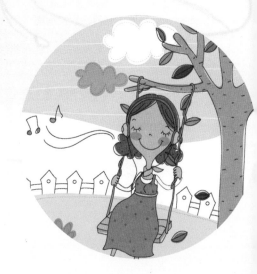

part 3

第三章 怀孕时机 与提高成功率

第一节 把握最佳怀孕时机

50 一 最佳生育年龄

51 二 理想的怀孕季节

51 三 理想的怀孕状态

第二节 如何提高受孕成功率

52 一 提高受孕率的几个方法

54 二 提高受孕率还应注意的事项

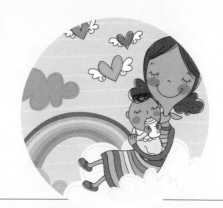

part 4

第四章 妊娠期

第一节 孕妇饮食结构与调节

58　一　孕期的营养、饮食指南

61　二　了解营养素的组合，利于科学安排
孕期膳食

63　三　怀孕期营养食谱推荐

63　滑炒肉片

63　鸡菇肝片

64　腐皮牛肉丝

64　碧桃鸡丁

64　青笋黄焖鸡

65　焗豆烩鸡肾

65　蛋黄鸭卷

66　番茄鱼片

66　鲜熘鳕鱼

67　熘蚕豆酿虾球

67　冬菜腰片汤

67　瘦肉煲银耳

68　枸杞红枣老鸡汤

68　白果菜心

68　雪花玉米羹

69　蛋黄南瓜

69　核桃仁拌芹菜

70　三色肉松蒸水蛋

70　抄手蛤蜊汤

70　蟹黄豆花

第二节 孕妇工作生活的安排

71　一　孕期的工作

71　二　孕期的运动

76　三　孕妇家务安排

76　四　怀孕后，孕妇还应注意的问题

79　五　解读孕妇最容易犯的 19 种错误

第三节 孕期环境氛围的营造

83　一　孕期环境氛围的意义

84　二　温馨的幸福氛围如何营造

第四节 孕期检查非常重要

85　一　孕期检查的好处

86　二　了解孕期的产检流程

90　三　孕妇自我监护

91　四　孕妇应该知道的相关知识

第五节 孕期用药

93　一　妊娠各期用药对胎儿发育的影响

94　二　孕期不宜接种疫苗

95　三　孕妇应知道的药物知识

第六节 高龄孕产妇的孕期保健

95　一　高龄女性怀孕前须做检查

96　二　高龄孕妇孕晚期可进行的锻炼

98　三　高龄孕妇孕期保健要点

100　四　高龄产妇不可忽视的几个方面

101　五　高龄初产妇女产前注意事项

102　六　高龄妈妈产后调养须知

part 5

第五章 胎教艺术

第一节 认识胎教
106 一 胎教的概念
107 二 胎教对婴儿的影响
108 三 受过胎教，小孩出生后会有
　　　诸多好处
109 四 胎教益于优生
110 五 丈夫如何参与胎教
111 六 良好的胎教需要做到以下十条
112 七 实施胎教的注意事项

第二节 胎儿能力
115 一 胎儿具有感知的能力
116 二 胎儿有记忆能力
117 三 胎儿有听觉能力

第三节 胎教方法
118 一 营养胎教
121 二 情绪胎教
122 三 音乐胎教
126 四 抚摸胎教
128 五 语言胎教
130 六 运动胎教
133 七 意念胎教
133 八 美育胎教
134 九 光照胎教

part 6

第六章 分 娩

第一节 入院前的准备
136 一 精神准备
136 二 身体准备
137 三 物质准备
138 四 学会计算预产期

第二节 分娩前的特征
139 一 临产先兆
140 二 分娩前产妇心理特征及护理

第三节 分娩过程及注意事项
142 一 分娩过程
144 二 产妇在家遇紧急情况如何处理

第四节 分娩减痛
147 一 非药物性镇痛
149 二 药物性镇痛或麻醉

I'm in Love with you

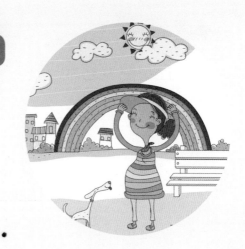

part 7

第七章 新生儿的哺育与护理

第一节 婴儿哺育知识

152 一 小儿能量代射特点及各种营养素的
需要量

155 二 人乳

第二节 如何哺乳

157 一 哺乳方法

158 二 哺乳的姿势

158 三 妈妈喂奶应知道的知识

第三节 如何添加辅食

162 一 添加辅食的原则

162 二 最理想营养辅食

163 三 辅食添加的顺序

164 四 怎样制作辅食

166 五 妈妈需注意一些事项

第四节 小孩的护理知识

167 一 小孩常见疾病的护理

171 二 皮肤问题及护理

172 三 婴儿洗澡护理

176 四 婴儿哭闹的护理

part 8

第八章 产后调养与保健

第一节 产后身心调节

180　一　产后生理变化及调理方法

183　二　产后心理变化

第二节 产后的护理

186　一　"坐月子"有多重要

187　二　正常产妇须知事项

188　三　剖宫产产妇须知事项

189　四　产后"坐月子"必读

第三节 产后保健

193　一　产后检查不容忽视

194　二　产后常见疾病及预防

195　三　产后用药

第四节 产后美体与健身

197　一　产后美容与护肤

199　二　产后减肥与瘦身

第五节 产后饮食调理

203　一　产后饮食的重要性

204　二　产后饮食原则

205　三　产后饮食宜忌

207　四　产后妈妈饮食误区

209　五　产后营养食谱推荐

209　冬笋三黄鸡

209　鸡粒青豆

210　口蘑烧鸡

210　海带肘子汤

210　鲫鱼豆腐煲

211　黄花鸡丝汤

211　肉馅酿藕盒

212　麻酱凤尾

212　青豆糕

213　鸡腿菇熘猪肝

213　开洋玉牌

213　黄豆烧猪手

214　鲜香虾仁

214　紫砂煨土鸡

214　腐竹炖子兔

215　墨鱼炖老鸡

215　橙汁豆腐

216　蒸白菜丸子

216　酸萝卜烧兔

216　冬菜扣鸭

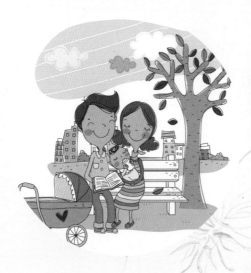

I'm in Love you

第一章

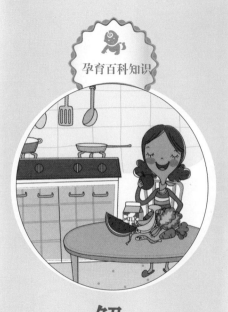

孕育百科知识

解读优生优育

优生优育是使儿童身心健康成长的两个连续的动态过程。优生可以保证出生的婴儿具有良好的先天素质；优育是在后天适宜的环境中，科学的教养下，使小儿生长发育的遗传潜力最大限度地发挥出来。一颗优良的树种撒在肥沃的土地上，可长出茁壮的幼苗。倘若缺少精心地呵护，即使是先天健壮的幼苗，亦会畸形生长，甚至夭折，难成栋梁之材。一个聪明、健康的孩子是父母的骄傲、家庭的幸福，也是国家的宝贵财富，是符合社会需要的人才资源。因此，对提高整个中华民族的素质，优生优育可谓意义深远。

一 什么是优生

优生即健康的遗传，是英国人类遗传学家高尔顿于1883年首次提出的。他主张通过选择性的婚配，来减少不良遗传素质的扩散和劣质个体的出生，从而达到逐步改善和提高人群遗传素质的目的。通俗地说，优生的"生"是指出生，"优"是优秀或优良，优生即是生优，就是运用遗传原理和一系列措施，使生育的后代既健康又聪明。近年来兴起的人体胚胎移植、人工授精、DNA重组等技术，皆为进取性优生开辟了广阔的前景。

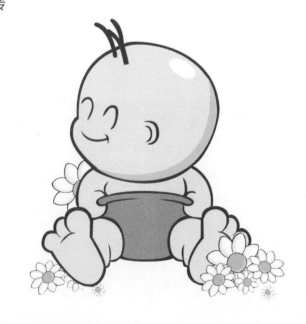

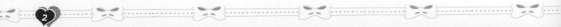

人类和其他一切事物一样，不但要存在，更要发展。优生的问题直接关系到人类身体素质的增强与民族智力水平的提高。我国是一个有近13亿人口的大国，我国人口的身体素质与一些发达国家相比，在婴儿死亡率、平均寿命等项指标方面还存在着差距。因此，提倡优生已成为我国人口政策中的一项重要内容。

要优生首先要控制劣生。我国每年出生的异常胎儿多达38万，其中不少是患无脑、脑积水、脑膨出等严重残疾的婴儿。近10年来我国的优生科学得到迅速发展，在分子水平的遗传学研究、基因探针、染色体切割和原位杂交等高新技术方面有些已接近或达到国际先进水平，对胎儿缺陷的产前诊断和遗传咨询等工作也在许多医疗机构开展。国家相关部门所做的这些工作，很大程度上抑制了不健康或不正常的胎儿出生，从而减少了个人和家庭的不幸。

只有少生，才能优生。家庭人口多，不仅降低了孩子的生存质量，而这又必将影响和妨碍到他们的成长。另外，过多的家庭人口也给国家带来了沉重的人口压力，不仅影响国民经济的发展，也妨碍社会的进步。因此，作为人父、人母，我们应该彻底抛弃"多子多福"、"不孝有三，无后为大"等陈腐观念的束缚，一心一意地为子女的成长创造精神、物质条件，让他们健康茁壮地成长。

二 怎样才能做到优生

我们都知道，结婚和生育是密切相关的重要环节。因此，在婚前选择对象时，不能单纯地取抉于外表，而还应从身体健康等角度来挑选自己的配偶，这是保证后代健康的最基本条件。除此之外，还必须做到以下几个方面，方可控制劣生，达到优生。

1. 不近亲结婚

所谓近亲，是指三代以内的直系和旁系血亲关系。根据研究资料，近亲结婚害处极大：子代的生育能力差，死亡率、隐性遗传疾病和基因遗传疾病的发病率高，是非近亲结婚发病率的6倍，还有才智低下和遗传缺陷等等。所有这些都会直接影响到子代的健康、发育、人类素质提高和社会发展等重大问题。所以，目前世界上许多国家，包括我们中国在内的婚姻法都明文规定禁止有血亲关系的人结婚。

近亲结婚的后代多数不能优生。著名的美国遗传学家摩尔根与漂亮而且学识渊博的表妹玛丽情投意合，十分相爱。摩尔根因在研究印第安人的婚配习惯中，了解到了血缘过近会影响子女的健康，所以一直不敢与表妹结婚。当他到三十多岁时，终摆脱不了这爱情的吸引力而成亲。婚后先后生了三个小孩，两个女儿因遗传病夭折，唯一一个儿子又"半痴呆"。为此，摩尔根十分悔恨。

因此，为了子孙后代的健康，为了家庭的幸福，为了提高人类人口素质和社会的进步，大家应该自觉地不近亲结婚。

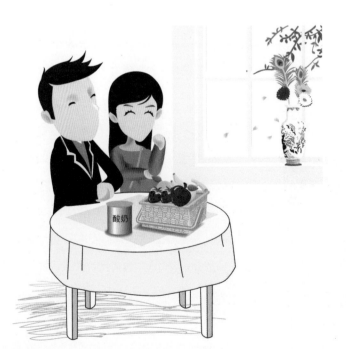

2. 患某些严重遗传疾病的男女双方不结婚或不生育

优生与遗传有密切关系，主要是因为细胞里有遗传物质。细胞里最主要的遗传物质是染色体，它是遗传的物质基础。染色体DNA分子是螺旋状的成对核苷酸链，遗传信息就包含在核苷酸的各种排列组合中。而能够完整表示一个遗传信号的核苷酸排列就被称为一个基因。在这些遗传基因中，有的是健康的，有的是缺陷的，或带疾病的，父母一般就是通过染色体把遗传基因传给下一代。

遗传性疾病种类很多，遗传的方式也不一样。有的病可以在下一代就出现；有的病则要等到第二第三代以后才发病。有的人虽然自己身体里已经接受了某种含有遗传性疾病的基因，并不发生疾病，这种人叫做携带者。当父母都是同一种疾病的携带者时，这种病就很可能在他们的下一代身上出现。

每个人的生命都来自父母，不但相貌与父母相似，而且会继承父母及上几代的遗传基因。对于个人而言，在婚前应该进行一些必要的体格检查，了解双方家族中有无患遗传病和遗传缺陷的人，这是避免把遗传性疾病的基因传给后代行之有效的办法。

3. 新婚蜜月不宜怀孕

夫妻双方忙于筹办婚事，体力、精力消耗均较大，让精子数量大为减少，活动能力也会显著降低。加之新婚烟酒应酬难免，使精子、卵子都受到损害，不益于优生。

有的夫妻婚事采取旅游结婚。但在旅游途中生活会相对没有规律而导致精力、身力不足，加上各地气候、居住环境、饮食卫生不佳等因素，都会影响精子和卵子的质量，对胎儿和优生极为不利，故也不宜在此期间怀孕。

为了优生，最理想的是夫妻在经过孕前准备和调理，双方达到精神愉快，体力充沛，精血旺盛，并在性生活上协调，再选择有利于优生的最佳时机受孕，才有利于生出健康、聪慧的小孩。

4. 忌高龄妊娠

对女性来说，最佳怀孕年龄应在25～30岁之间，超过30岁以后才经历生育，妊娠、分娩中发生并发症的机会也就增多，难产率也会增高。尤其应尽量避免35岁以后再怀孕，因为卵巢功能在35岁以后逐渐趋向衰退，卵子容易老化，其中的染色体畸变的机会增多。此阶段怀孕，不仅易造成流产、死胎或畸胎，而且还会影响小孩的健康和智力。男性年龄可以适当高点，但也不宜太高，这样也不益于优生。

5. 孕期的保健

（1）注意休息，保证充足的睡眠。

（2）不接触病人，也避免与猫、狗等动物接触，以减少病毒感染的机会。

（3）孕妇应不抽烟、不喝酒，远离烟雾环境。

（4）怀孕早期，不能接触放射线及过多的X光检查，对于苯、磷、铅、砷、农药等有害物质也要回避。

（5）适当地工作与活动。工作强度不宜过大，防止受到外伤。活动量要适当。可经常散步、晒太阳。

（6）衣服要宽大，不要束腰和穿紧身裤，不要穿高跟鞋。

（7）勤洗外阴，勤洗澡（以洗淋浴为好），勤换内衣。

（8）怀孕期间性生活要节制，特别是头三个月和后二个月应禁止性生活。

（9）孕妇要保持情绪稳定、心情舒畅，以避免、减轻和消除由于种种原因给孕妇造成的恐惧、担心、压抑和焦虑心理压力。

6. 孕期要加强营养

孕妇身体变化和胎儿的生长发育都需要加强营养，尤其需要蛋白质、维生素、矿物质和微量元素，益于孕妇身体健康、减轻部分早孕不适和胎儿脑的发

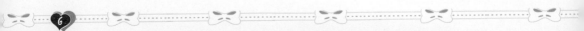

育，能预防缺铁性贫血和新生儿畸形，能降低妊娠高血压的发生率、新生儿低体重率，能降低流产危险性、早产危险性和胎儿宫内发育不良的危险性。

7. 孕期不可滥用药物

对于孕妇来说，一个人用药，等于两个人同时接受药物的作用，胎儿是被动用药者。药物可以通过胎盘直接影响胎儿生长发育，也可以通过母体发生变化而间接影响胎儿，有时也会造成早产、流产或死胎等现象，所以必须加以避免。因此，在孕期合理用药，对保障母儿的安全，维护胎儿的正常发育和健康成长十分重要。若确实需要用药时，也应在医生的指导下服用，切勿滥用。

8. 防止产伤

产伤是指临产后胎儿在产道中受严重压迫、损伤，可以是自然分娩过程中的损伤，也可以是手术助产引起损伤。常见产伤有颅内出血、臂丛神经损伤、锁骨骨折、肱骨骨折、股骨骨折等。

产伤轻的可自然恢复，重的可引起即刻死亡，亦可遗留小儿远期后遗症，

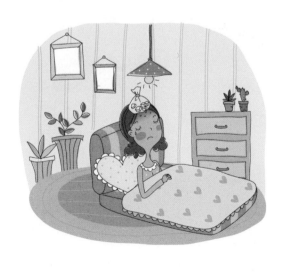

如颅内出血影响小儿智力发育。有统计认为约有10%的智力低下、特发性癫痫的某些病例有出生时颅内出血的历史。亦有资料认为严重患儿约有10%遗留运动障碍或智力发育的影响，更严重的造成语言障碍以致脑性瘫痪，终身致残，给社会和家庭造成负担。肱

骨、股骨等骨折，神经损伤等虽可不影响小孩智力发育，但有可能给小儿带来终身残疾，影响小儿的身心发育。

所以，正常产妇也应住院分娩，特别是初产妇千万不要在家接生。高危妊娠者应到具备血源、手术条件的综合医院分娩，以防发生意外。

三 怎样做好优育

优育包括两方面的含义：保健和教育。保健可以促进小儿体格生长发育，如提供充足的营养、进行体格锻炼、防治疾病等。教育则可促进儿童心理发展、智力开发、良好品德的培养等。总之，优育应包括德育、智育、体育、美育等全面发展。其目的就是要使儿童成长为体魄健壮、智力发达、品德优良的新一代。

十月怀胎，胎儿在子宫和母体中受到特殊的保护，但分娩后，胎儿便离开母体来到一个完全陌生的崭新环境。因此，从一定意义上说，小儿的生长发育就是机体不断适应外界环境的过程。也就是说，儿童的生长发育是在先天与后天因素、内部和外部因素相互联系、相互影响的过程中进行的。

那怎样才能做到优育

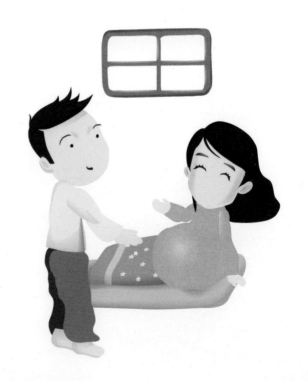

呢？概括起来，有以下几个方面：

1. 早期的胎教

优育可以说始于胎儿期。以语言、动作、音乐为主要内容的胎教，使胎儿的头脑不再是一片空白，而形成了原始的记忆和思维。胎儿降生到人间后，甘甜的乳汁、科学的教养、适宜的环境、特殊的呵护、多彩的生活，使婴儿娇嫩的身体茁壮成长，单纯的心灵滋生美德，幼稚的头脑增长智慧。

2. 疾病的防治

任何急慢性疾病都会使机体某些组织、器官、系统的结构和功能发生障碍，进而影响新陈代谢、营养的吸收，降低抵抗力，影响生长发育。如佝偻病患儿抵抗力低下，冬天易患呼吸道疾病，夏天易患腹泻。患甲状腺疾病的儿童，身高、体重明显低于正常儿童，智力也受到影响，严重者表现为侏儒症。某些疾病一年发病数次，反复发作，使小儿生长发育受到严重的影响。

3. 合理的营养

人体可看做是一座由无数细胞组织构成的大厦，其建筑材料来自食物中的蛋白质、脂肪、碳水化合物、维生素、矿物质和水，是人类所必需的六大营养素，亦是生命存在的物质基础。它能为儿童的生长发育提供"能源"和"建筑材料"。所以，含丰富营养、结构合理的平衡膳食，可以促进儿童的生长发育。反之，缺乏营养的膳食，不仅影响小儿正常的生长发育，还会导致营养不良及各种营养缺乏病，更为严重的是会影响大脑和智力发育。若胎儿或1周岁以内的婴儿长期营养不良，其脑细胞数就会明显减少，可导致智力低下和大脑发育不全，影响一生。

4. 科学的教养

优育离不开科学的教养。教养科学是促进儿童心理、智力、道德、行为发育的重要途径。符合各年龄组生理特点的、有规律的生活制度，如足够的户外活动，充足的睡眠，合理的营养，适当的学习、劳动和体格锻炼，都有助于儿童的智力开发。3岁前是小儿智力发展最迅速的时期，也是接受早期教育最重要的时期，重视并做好儿童的早期教育，可使儿童潜在的智力得以充分发挥，使小孩终生受益。

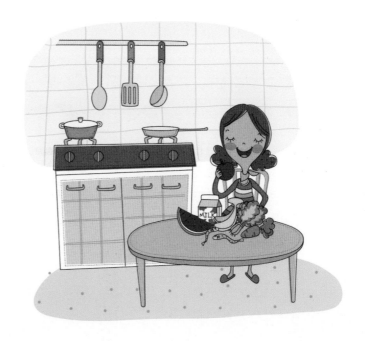

第二章

孕育百科知识

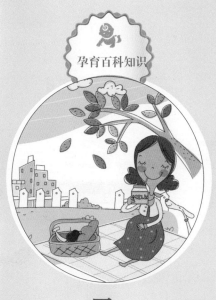

孕前准备

第一节 孕前计划

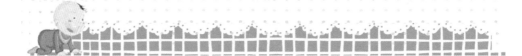

为健康小孩的到来，怀孕前，夫妻双方应做好充分的准备，即事先做一个计划。这样，能有助于良好妊娠的开始，也为将来拥有聪明健康的小孩打下一个良好的基础。

一 拟定一个周全的孕前计划

有了一个周全的怀孕前计划，可让夫妻双方在心理上做好怀孕的准备，而且能够采取一些措施，以增加受孕机会，最终拥有一个聪明健康的小孩。在你做计划时，有几点建议提供给你参考：

（1）调节好饮食，保证均衡、充足的营养，并提早开始补充叶酸。

（2）生活要有规律，去掉不良习惯、嗜好。

（3）生活起居的环境要舒适宁静，保证睡眠。

（4）夫妻双方应注意锻炼和健身，调节身体、情绪达到最佳状态。

（5）最好不要在家里养狗、猫、鸟等宠物。

（6）孕前至少半年要停止服用避孕药物。

（7）做好孕前体检，提前进行风疹疫苗的预防注射。若患有疾病，应及时治疗至痊愈。

（8）女性要保证自己的工作对胎儿无危害，不要过于疲劳。

二 孕前计划安排要细致

夫妻做孕前计划时应尽量细致，这对孕育健康聪明的小孩十分重要。因此，孕前准备上，专家建议可分三个步骤来进行安排并实施计划。

第一步要实施的计划（孕前5个月以前）

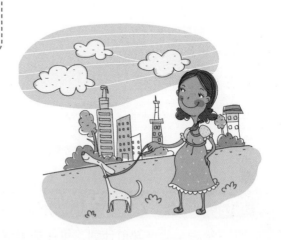

1. 注射风疹疫苗

如果在孕期感染了风疹病毒，很可能会导致胎儿畸形，所以这个环节不能省略。风疹疫苗至少应该在孕前3个月注射，这样才能保证怀孕的时候体内风疹疫苗病毒完全消失，不会对胎儿造成影响。为了保险起见，你能给自己留出充足的时间，提前8个月注射风疹疫苗，并在2个月后确认体内是否有抗体产生。

2. 去掉不良嗜好、习惯

为受孕的质量，不仅是妻子，做丈夫的也要戒烟、戒酒。因为不论是自己抽烟，还是被动地抽"二手烟"，都有可能影响到下一代。有关资料显示，长期吸烟、喝酒的人，与不吸烟、不喝酒的人相比较，精子数量低17%左右，精子的活力低，畸形率明显增多。另外，丈夫也不宜留胡须，因为胡须会吸附空气中的灰尘和污染物，通过呼吸进入体内，而影响"生产精子"的内环境，还可能通过接吻把各种病原微生物传染给妻子。

3. 全面体检

孕前全面体检，可评估自身的健康状况，这是健康怀孕的基础。体检包括妇科检查、血常规、尿常规、肝功、血压、口腔等。如果家里有宠物的，还要进行特殊病原体的检测（弓形体、风疹、单纯疱疹病毒等）。如果发现患有某些妇科疾病，尤其是性传播疾病，以及牙周疾病应该及时治疗，痊愈后才利于怀孕。

4. 测体温、验精液

根据体温的变化周期，你可以更好地掌握自己的生理周期。基础体温是女性清晨起床尚未活动时的体温，从月经到排卵前的这段时间，体温比较低。当开始排卵的时候，体温急剧升高，黏液分泌旺盛，表明是受孕的好时机。坚持连续几个月记录，检测排卵的稳定程度。丈夫也应去医院采集精液样本，化验、分析精子的数量和活力，判断精子质量。

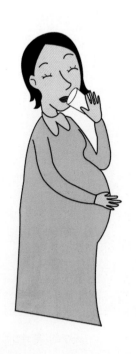

5. 远离宠物

像猫、狗等动物，通人性，固然给家庭带来不少乐趣，但它们可能会携带危害胎儿健康的病原体，如弓形体菌等，可致胎儿多种畸形。因此，如果家里养有宠物的，应在计划怀孕时及早忍痛割爱，将其送给亲友或寄养在别处。

第二步要实施的计划（孕前5~2个月）

1. 补充维生素、叶酸

维生素不可缺少，新鲜蔬菜瓜果可提供天然维生素的来源。叶酸，女性从孕前3个月就应开始提前补充，这样可能预防无脑儿、脊柱裂等神经管畸形儿的发生。补充时可选择专为孕妇设计的复合维生素叶酸片。另外，还要多食营养价值高的食物，如含有优质蛋白质的豆类、蛋类、瘦肉以及鱼肉等，其次是含碘食物，如紫菜、海蜇等，含锌、铜的鸡肉、牛肉以及有助于帮助补铁的芝麻、猪肝、芹菜等。

2. 做有规律的运动，以调节身体状态

此阶段，夫妻双方应有计划、有规律地运动，这是调节良好身体状态的重要一环，有利于高质量受孕和促进胎儿发育及加强未来小孩身体的灵活性，避免流产的发生，还能明显地减轻分娩时的难度和痛苦。若夫妻双方平时工作忙，可作选择性的运动，如瑜伽、体操、晨跑、游泳等运动形式都是不错的选择。

3. 停服避孕药，改变避孕措施

对于准备怀孕的女性，至少提前5个月以上停止使用避孕药，此间可采取男用避孕套来进行避孕。现在一些新型的短效避孕药，对母亲和意外妊娠胎儿的损害已大大降低，不过此间还是尽量少用。而宫内节育器对妊娠也可能产生不利影响，如果女方放置宫内节育器，要在拟怀孕前至少3月取环，待子宫内膜得以修复后怀孕，才可避免流产、胎盘异常的发生。

4. 良好的睡眠，可确保胎儿的正常发育

（1）要改变睡眠不足或不按时睡觉的状况。孕前长期没有好睡眠，会引起大脑过劳，使脑血管长时间处于紧张状态，出现头痛、失眠、烦躁等症状，此更为孕前大忌。保证良好的睡眠对准父母都非常重要，此阶段每天睡眠时间至少应保证在8小时以上，这样利于身体休息。但睡眠时不要门窗紧闭，否则在3个小时后，居室内的二氧化碳浓度会增加3倍以上，细菌、尘埃等有害物

质也会成倍增长，这些都会影响健康。睡眠时至少应留一些窗缝，以使新鲜空气不断流入，二氧化碳及时排出，也可适当选用有换气功能的空调。

（2）不要长期饮用矿泉水、纯净水。瓶装矿泉水更易受到外界（如水桶、饮水机）一些微生物的污染，其中的致病细菌可能要比想象中多得多。对于免疫力较弱者和孕妇来说，长期单一喝瓶装矿泉水，对于健康相当不利。怀孕前最好还是喝烧开自来水，若喝矿泉水也应注意煮水容器定期的消毒。而剩水不宜反复循环煮沸喝，要做到当天的开水当天饮用。

（3）女性要暂停使用各种化妆用品。各种化妆用品都是复杂的化学制剂，不安全因素很高。特别是烫发药水或染发水，还可能经皮肤吸收后进入血液循环，对卵子产生不良影响，而影响正常怀孕。故此期间，女性原则上只护肤不美容。

（4）远离不安全环境。如果工作中经常接触化学物质、超强电磁波等，在孕前准备期要特别小心，一天超过6小时以上的电脑操作也不可取。在办公室开空调时，应每隔3小时左右离开一下空调环境，去户外透一下新鲜空气。

（5）应避免长时间洗澡。洗澡时，热水产生出大量的水蒸气，附在水中的有毒物质如三氯乙烯、三氯甲烷等，分别会被蒸发80%和50%以上。有些有毒物质会随蒸气被身体部分吸收，对血液循环系统有危害。所以一次洗澡不要超过15分钟，水温也不宜超过42℃，以免怀孕后影响胎儿的正常发育。

（6）男性在此期间，还应避免穿紧身裤或桑拿。

第三步要实施的计划（孕前2个月至怀孕）

1. 调整性生活频率

在这个阶段，要适当减少性生活的频率。男性应增加健身的次数，调整好身体状态，以保证精子的数量和质量。

2. 考虑 TORCH 筛选

这是一项针对可能严重危害胎儿发育的宫内感染病原体而进行的筛选。主要是检测女性体内风疹病毒、巨细胞病毒、弓形虫、单纯疱疹病毒等的抗体水平。根据检测结果来估算胎儿可能发生宫内感染乃至畸形、发育异常的风险，最大限度保障生育一个健康的小孩。

经过一段时间的准备，在夫妻双方的身体都处在孕育小孩的较佳状态时，进入最后的冲刺阶段。在这个月，应尽可能地抛弃烦恼，放松心情，解除一切"防范措施"，在一个最佳的日子受孕。

三 孕前还须注意的问题

1. 女性如何判断自己怀孕了

不少女性在怀孕早期都不知道自己是否已经怀孕。因为怀孕而月经过期未来时还认为是月经不调，擅自服用调经活血药，这样会导致十分危险的后果，甚至可能引起不孕。以下一些怀孕征象，以供女性判断。

（1）月经过期。1～2周尚未来潮者，应首先考虑是否怀孕。必须在停经40天以上，怀孕才比较可能。若第二个周期月经仍不来潮，则怀孕更为可能。

（2）恶心或伴有呕吐。孕妇常伴有肠道系统功能紊乱，出现恶心或伴有呕吐，所谓"孕期晨吐"常在早晨出现，在数小时内消失，虽然有时可持续较久或在其他时间出现。一般在停经6周后出现，至孕12周后自然恢复。

（3）尿频。在早孕期由于子宫增大，在盆腔内压迫膀胱，可出现尿频现象，可持续数月，子宫增大至腹腔内时，尿频症状消失。

（4）乳房出现变化。如感到乳房发胀、增大，乳头、乳晕颜色加深，乳头增大，周围出现一些小结节。

（5）乏力。早孕期常有乏力现象。诊断是否早期怀孕，应将病史、体征及辅助检查结合起来，不仅正确诊断率高，可查出意想不到的合并症。

（6）坚持测试一下基础体温，晨起的基础体温往往升高0.5～1℃，且持续呈现高温期超过18天。

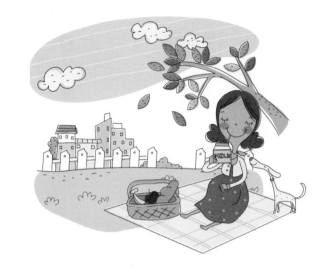

提示：你若有了以上征象，可用查孕检测试纸，自行测试尿妊娠反应——若试纸上出现两条红线，即为早孕，此时最好到医院检查确定。

2. 孕前应处理一些疾病

疾病不仅直接影响孕妇的健康，而且怀孕后也影响着胎儿的成长与发育，准备怀孕的夫妇一定要加以重视。据统计，大约80％的女性在怀孕的时候容易出现牙科并发症，如牙疼、牙龈出血等。但怀孕后头三个月和后三个月不能拔牙，可诱发流产或早产，所以女性牙齿不好或有牙病，应怀孕前及时治愈。若患有心脏病、肾脏病、高血压等疾病，就要好好考虑能否怀孕，病不重的特殊情况下可以在医生指导下怀孕，但最好还是痊愈后再考虑。如果女性患有精神病、糖尿病、癫痫或甲状腺功能异常等疾病，尚未痊愈的，绝对不宜怀孕。

3. 精神状态会直接影响受孕

准备怀孕时一定要审视在这个时期的精神状态，夫妻双方都应保持精神饱满、情绪愉快、身体健康。准备怀孕时，女性还要预防感冒及其他流行性传染病，以免因疾病和服药影响胚胎的发育。疲乏劳累时也不适合怀孕，身体的疲劳对胚胎发育极为不利，有引起流产的可能。

4. 避免预防接种

一般说来，这个时期如果不是必须注射的疫苗等，应尽量避免接种。如果是某些病毒活疫苗，如风疹、麻疹等，更应绝对避免，以免引起对胎儿的感染。即便是霍乱等死疫苗，虽胚胎不致受感染，但一旦发生高热等免疫反应，也可引起流产。肝炎疫苗为基因合成疫苗，对胎儿多无损害，但孕期也应避免接种。当然，如果患了有生命危险的疾病时，譬如在流行病高发区密切接触患病者，或者被疯狗咬伤有发生狂犬病的危险，以及可能发生破伤风等情况下，还是以生命为重，必须注射疫苗。

5. 尽量远离有害物质，进行必要的遗传咨询

如果女性的工作需要密切接触电离辐射、铅、汞、汽油、油漆、二硫化碳、有机磷农药或麻醉剂等，就一定要调离这些对胎儿有害的工作岗位或工作环境，以免引起精子和卵子染色体的突变。为了将来生出健康聪明的小孩，在下列情况下，还一定要向医生进行孕前遗传咨询：夫妻双方有一人患有先天性疾病；夫妻双方有遗传疾病家庭史；曾分娩过有遗传性疾病或先天性疾病婴儿；近亲结婚；女性年龄超过35岁；连续3次或3次以上流产等。

四 女性在准备时期，不宜从事和应回避的工作

为了母子健康和安全，在怀孕准备时期，应及时提前了解孕妇应该回避的一些工作，以便根据自己的实际情况早做调整及安排，可更换工作或尽可能减轻这些工作的强度。

（1）接触刺激性物质或有毒化学物质及农药的工作。

（2）受放射线辐射危险的工作，如放射科人员和工作时暴露于较高强度的电磁场环境中。

（3）经常从事野外作业的工种或远离他人独自一人进行的工作，如孕期作业时发生危险，不宜实施紧急救助。

（4）做强度过大、高度紧张且不能适当休息的工作以及需要经常抬举重物的工作。

（5）经常要接触动物的工作。动物身上带有各种微生物和细菌，会影响未来胎儿的发育。

（6）振动作业或震动波及腹部的工作，如火车服务员。

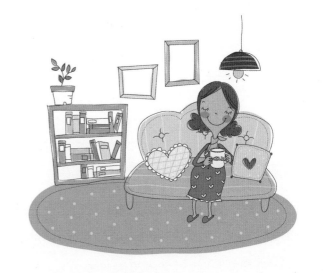

（7）接触病人或病毒的工作，如医务人员。

（8）需要长时间站立或频繁走动，尤其是经常上下楼梯的工作。

（9）长时间在高温作业和噪音环境中的工作。

第二节 孕前的生理准备与调适

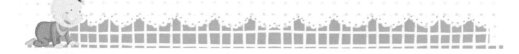

　　调适孕前生理机能，是高质量受孕的前提。人类的延续绝非只是单纯的生殖系统的生活，孕前生理准备机能的调适自然也不只是指生殖机能的调适。对于准备生育下一代的新婚夫妇来说，应建立一系列的生理机能保健措施，针对婚前检查所发现的有关疾病和不够理想的生理机能问题，进行治疗、调养和功能性锻炼，特别是要保持精液的正常成分和卵子成熟的质量以及生殖器官的健康状态。

一 了解女性排卵周期

　　女子进入性成熟期后，每个月经周期一般只有一个卵泡发育成熟排出卵子，排卵通常发生在两次月经中间，确切地说是在下次月经来潮前的14天左右。精子进入卵子，两性原核融合形成一个新细胞，称为受精卵，又称孕卵，也是一个新生命的开始。一般男子一次射精有数亿精子，但能到达输卵管壶腹部的一般不超过200个。在众多精子中，只有一个生命力最强的精子能幸运地和等待在输卵管内的卵子结合完成受精作用，形成受精卵，将来成长为胎儿。

　　受孕是一个复杂的生理过程，必须具备许多条件。首先卵巢排出正常的卵子，精液中含有正常活动的精子，其次是卵子和精子能够在输卵管内相遇并结合成受精卵，受精卵能被输送到子宫腔中，而子宫内膜发育必须适合孕卵着床。这些条件缺一不可，否则便会阻碍怀孕。一般卵子从卵巢排出后15~18个小时受精最好，如24小时之内未受精则开始变性，失去受精能力。精子在女性生殖道中可存活3~5天，这段时间内具有授精能力，所以在排卵前2~3天或排卵后24小时之内，也就是下次月经前的12~19天同房，受孕的机会最高。

二 孕前常规检查有益于优生

不管婚前是否做过"婚检"，当计划怀孕时，夫妻双方都应在孕前1~2个月进行一次相关检查，全面了解各自身体状况，这对孕育一个聪明健康的小孩非常有益。相对于男性而言，女性孕前的健康状况对小孩的影响更大，检查项目也更多。

女性孕前检查项目主要有以下方面：

（1）粪常规：了解是否有消化系统疾病、寄生虫感染等。例如弓形虫感染，如果不及早发现，会造成流产、胎儿畸形等严重后果。

（2）肝功能（两对半）：检查是否有肝炎、肝脏损伤等。如果母亲是病毒性肝炎患者，没有及时发现，怀孕后会造成非常严重的后果，造成早产甚至新生儿死亡。肝炎病毒还可垂直传播给小孩。

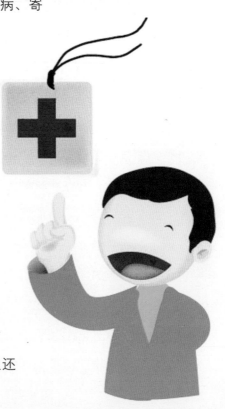

（3）血常规：目的是早发现是否有贫血等血液系统疾病。母亲贫血，不仅会出现产后出血、产褥感染等并发症，而且还

会导致小孩易感染、抵抗力下降、生长发育落后等。

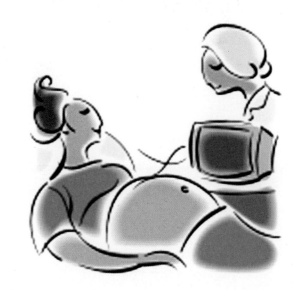

（4）尿常规：有助于肾脏疾患早期的诊断。十个月的孕期对于母亲的肾脏系统是一个巨大的考验，身体的代谢增加，会使肾脏的负担加重。如果肾脏存在疾患，后果会非常严重。

（5）内分泌功能检查：有助于发现月经不调等卵巢疾病。例如患卵巢肿瘤的女性，即使肿瘤为良性，怀孕后常常也会因为子宫的增大，影响了对肿瘤的观察，导致流产、早产等危险。

（6）白带常规：检查是否有滴虫、霉菌、细菌的感染。如果患有性传播疾病，最好是先彻底治疗，然后再怀孕。否则会引起流产、早产、胎膜早破等危险。

（7）TORCH检查：是指一组病原微生物（即弓形虫、巨细胞病毒、风疹病毒、单纯疱疹病毒）的检查。这组病原体常可通过胎盘传给胎儿，引起围产期感染，导致流产、死胎、早产、先天畸形和智力障碍等各种异常结果，必须引起重视。

此外，有遗传病家族史、曾分娩过先天性疾病婴儿以及35岁以上的孕妇，应听从医生建议，或做染色体检测、羊膜穿刺术或者绒毛取样术等，以便能做到早发现早预防。

三　调养孕前身体素质

优生应始于择偶，择偶的科学知识，显然应包括对意中人身体素质的考察。新婚之后，为保持身体素质的良好状态，最关键的一条是建立有助于两性生活健康化的节律和格调。这不仅是家庭生活幸福的源泉，从生育观点来看，也关系未来的父母所经常分别产生的生殖细胞（精子和卵子）能否始终处于最佳性状，并有利于新生命在形成过程中获得优良遗传基因的第一个生存环境。

孕前身体素质调养方式，最关键的是夫妇要分别坚持进行健美活动，包括健美运动和有益于健美的艺术活动。沉溺于自我封闭式的新婚生活，无节制的纵欲则是重要的"禁忌"。保持健康的精神状态，是身体素质向正常发展的"精神卫生"条件，万万不可忽视。

四　呵护"种子"质量，男性需要注意的事项

健康小孩来源于一个健康的精子和和卵子的结合，男性精子的优质健康非常重要。因此在准备怀孕前，男性在日常生活中要保持健康良好的习惯，时刻注意呵护精子的质量。

1. 保持情调

中医认为要健康生育，重在"调情致"，做到心境豁达开朗，学会排解各种不健康的情绪，这是优育极其重要却又易被忽视的一个方面。

2. 健康饮食

虽然营养足不足没有固定的指标，但营养不良和肥胖的男性都是"不合格"的，它会影响男性体内性激素的正常分泌，造成精子异常，使胚胎的物质基础受到影响，所以对男性来说，在孕前也应该和妻子一起补营养才好。

此间男性饮食以谷物和豆类为主的饮食结构更为健康。注意多吃泥鳅、鸽子、牡蛎、花生、芝麻、鳝鱼等食物，因为这些食物中富含促进生育的锌元素。除此之外，还要多吃猪肝、瘦肉等富含氨基酸和维生素A的食物，这些都可补精壮阳，有助于形成优良精子。

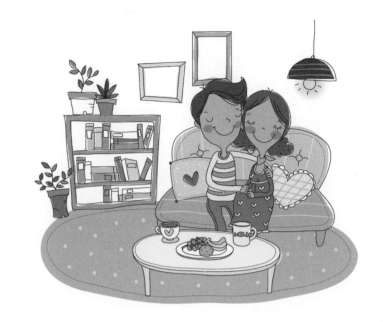

补充叶酸不只是女性之事，男性也要补充，这对未来小孩非常有好处。还必须多吃蔬菜和水果、粗粮，新鲜植物性食物中富含的维生素C、维生素A、维生素E对精子大有好处。可在医生的指导下服用叶酸复合维生素片。

3. 良好习惯

若有生育打算时，男性至少应提前半年就做到戒烟、戒酒，戒除一切不良生活嗜好。在性生活方面也要"顺其自然"，不可太过，尤其不要乱服鞭类或补药。对于某些性功能不佳的患者，应该在中医师指导下服药或进补。另外，还要注意避开不良的物理和化学环境，高温、辐射、噪音、汽油等等都是容易使精子畸形的环境因素。挥发性气体像硫酸、二甲苯等等也很危险，应避免接触。

4. 调节生活

在妻子准备怀孕前至少三个月，男性就应注意日常生活中的准备，创造一个良好的环境，心情保持愉快，做一次全面的身体检查，同时调整作息时间，安排好工作，不要加班熬夜，休息时尽量避免嘈杂，保持安静。

5. 孕前男性须复查

在怀孕前，男性还应再接受一次孕前检查，排除遗传病，还要排除传染病，特别是梅毒、艾滋病等，这些病毒可通过丈夫传给妻子，从而导致小孩先天性的缺陷。

五　流产后短时间内不宜再怀孕

流产后短时间内不能急于再次怀孕，一般宜在流产后半年至一年后再怀孕比较好，否则对母子都会造成不利影响。女性怀孕后，不仅仅是生殖系统发生改变，全身其他系统也会发生很大的改变。流产是怀孕的突然中断，身体变化并不能随着怀孕的终止而马上恢复到正常状态，子宫、卵巢等生殖器官以及机体需要一段时间来进行恢复和适当的调养。如果流产后很快便再次怀孕，子宫内膜尚未恢复好，就容易发生自然流产，使本就未曾复原的子宫再次受到伤害，雪上加霜，严重影响女性健康。

一般在流产后半年至一年后再次怀孕，母体才能得到充分的休息和调养，各系统功能恢复正常，这样才能为胎儿

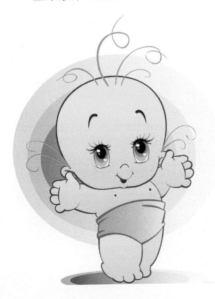

提供充足的营养供给，保障胎儿在母体的正常发育和成长。另外，如果第一次流产是因受精卵异常或患病所致，那么两次妊娠的间隔时间越久，再次发生异常情况的机会就越少。 所以，为了母亲和小孩的健康，流产后的女性要坚持避孕，等过了一年半载休养后，再怀孕才好。

六　长期服药的妇女不可急于怀孕

　　卵子从初期卵细胞到成熟卵子约需14天，而激素、某些抗生素、止吐药、抗癌药、治疗精神病药物等都会不同程度地对生殖细胞产生影响。因此，长期服药的妇女不宜急于怀孕。一般来说，妇女在停用药物20天后受孕，就不会影响下一代。当然有些药物影响的时间可能更长些，最好在准备怀孕时去医院咨询，请医生对怀孕时间给予指导，这样才可万无一失。

七　受X光照射的女性不宜立即怀孕

　　想拥有一个健康可爱小孩的女生，在怀孕前一段时间内最好不要照射X光，至少在怀孕前4周内必须避免。医用X光的照射虽然较少，但它却能杀伤人体内的生殖细胞，尤其是对接受了X光腹部透视的女性，会对下一代产生极为不利影响。若想怀孕，最好等恢复一次月经才行。

八　孕前穿衣要注意

　　男性不要经常穿紧身裤，由于使睾丸压向腹股沟管而增温，以致造精功能减退，这尤其需要喜欢穿牛仔裤的新婚男性注意。女性在衣着方面宜宽松，使乳房及腹部能够保持自然松弛状态，以利于生理功能的协调。

九 孕前锻炼不可少

现代科学表明，夫妇经常通过体育锻炼保持身体健康，能为下一代提供较好的遗传素质，特别是对下一代加强心肺功能的摄氧能力、减少单纯性肥胖等遗传因素能产生明显的影响。

孕前锻炼的时间每天不少于15～30分钟。一般适于在清晨进行，锻炼的适宜项目有做健美操、散步、打太极拳等，在节假日还可以从事登山、郊游等活动。而且，这些活动千万不要因为新婚后家务负担的加重而间断。

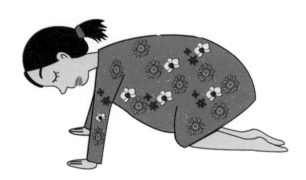

第三节 孕前心理调节与准备

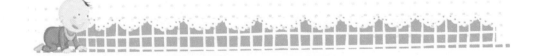

一 孕前心理调节不可忽视

对于孕前夫妇来说，多半带着喜悦的心情，迎接新生命的到来。但也可因缺乏怀孕和生育经验而不知所措，对妊娠的过分担忧，包括能否怀上健康的小孩，可能怀男孩还是女孩，自身的健康状况能否适应妊娠的沉重负担等，都可能产生紧张、不安和焦虑情绪。

婚后夫妻、婆媳、亲友之间的关系也有一个调适的过程，如处理不当，也可形成思想疙瘩。对怀孕、生育可能带来的小家庭经济负担等，亦可影响情绪变化。而紧张和焦虑的不良情绪可抑制排卵，影响受孕。事实证明，有心理准备的孕妇与没有心理准备孕妇相比，前者的孕期生活要顺利从容得多，妊娠反应也轻得多。有了这样的心理准备，孕前孕后生活是轻松愉快的，家庭也充满幸福、安宁和温馨，胎儿会在优良的环境中健康成长。

因此，孕前的心理准备一定要做好，良好的心理准备不仅关系自身的身心健康，还将影响优生。

二 孕前心理准备大体要注意以下几项

（1）掌握孕育知识。要学习和掌握一些关于妊娠、分娩和胎儿在宫内生长发育的孕育知识，了解怀孕及妊娠过程出现的某些生理现象，如早期的怀孕反应，中期的胎动，晚期的妊娠水肿、腰腿痛等。若一旦有这些生理现象的出现，就能够正确对待，泰然处之，避免不必要的紧张和恐慌。

（2）树立新观念。对于这一点，不仅是女性本人要有正确的认识，而且应成为家庭所有成员的共识，特别是老一辈人要从"重男轻女"的思想桎梏中解脱出来，给予子女更多的鼓励和关心，解除孕妇的后顾之忧。特别是在农村，面对社会强大舆论的压力，哪怕没有来自家庭直接的压力，女人也会自觉不自觉地为小孩的性别担心。有了这样的顾虑，怀孕前的心理负担就不会小，这对优生不利。如果能有生男生女都一样的思想准备，则可放松，不再有思想包袱，对优生则大有好处。

（3）调整身心状态。在相当多的重男轻女的家庭中，往往会使孕妇心情

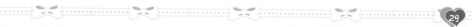

紧张、焦虑、不安，不知自己是怀的男孩还是女孩，为此容易产生情绪波动。另外，还有部分孕妇由于缺乏医疗保健知识，对妊娠及分娩感到不安或恐惧，怕痛、怕手术、怕难产等等，这些生理与心理上的变化，最终会使得不少怀孕妇女患上焦虑症，出现烦燥、易激动、失眠、食欲差等症状，很不利于母体和胎儿的身心健康。因此，女性要加强自我保健，注意孕前就调整好身心状态。

（4）保持乐观稳定的情绪状态。怀孕是每个妇女几乎都要历经的人生过程，是件喜事。作为女性能体会到十月怀胎的艰辛滋味也不愧母亲这一光荣称号。不要把生产想得那么可怕，不必为此背上思想包袱。在怀孕的过程中，孕妇要尽量放松自己的心态，及时调整和转移产生的不良情绪，如夫妻经常谈心，给胎儿唱唱歌、共同欣赏艺术作品等。

（5）体育活动对调节心理状态有积极意义。适当参加体育锻炼和户外活动，有利于放松身心。无论是孕前、孕后女性都要有适当的体育活动。到了妊娠中晚期，孕妇的体形变得臃肿、沉重，这时许多孕妇懒于活动，整天呆在室内，这是不科学的。可根据自身实际情况，选择适宜的运动，尽可能多做些户外活动，这样有利于血液循环和精神内分泌的调节，还可放松紧张与焦虑的心态。积极的体育活动能振奋精神，最终有利于胎儿的正常生长发育。

（6）要做好怀孕以后出现妊娠反应的心理准备。虽然大多数的女性为要一个小孩而做好了心里准备，但是她们没有想到的是孕后的种种不适会如此令人难受，如头晕、乏力、嗜睡、恶心、呕吐，有的甚至不能工作，不能进食。可这只是孕育小孩经历的第一步。要减轻这些症状，方法是：早晨起床，可以先吃一些饼干或点心，吃完后休息半小时再起床，无论呕吐轻重，都不要不吃东西。要选择清淡可口的蔬菜、水果，少吃油腻、太甜的食物，以少吃多餐为好。呕吐发作的时候，可以做深呼吸来缓解症状，但嘴里有吐的东西时，不要吸气。如果呕吐严重，就要找医生诊治。

（7）心理上要重视产前检查，接受医生指导。有些女性担心小孩在肚子里能否健康生长，发育会不会畸形，尤其是怀孕期间遇到伤病，会不会影响到小孩，将来出生的小孩是否漂亮，是否聪明，是否健康等等。那么定期的产前检查就是保证母子平安的重要措施，它已形成了一整套程序。产前检查有利于对妊娠情况的循序掌握，发现新的问题可及时得到解决，成为优生的关键。

第四节 孕前期妇女的膳食

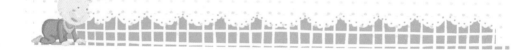

一 营养均衡是妊娠成功的保障

为提高生育质量、降低出生缺陷、保证妊娠的成功，夫妻双方孕前的营养准备非常重要。女性要在计划怀孕前至少3～6个月就应接受特别膳食和健康生活方式指导，调整营养、健康状况和生活习惯，使之尽可能都达到最佳状态，利于孕育小孩。孕前妇女膳食准备还应增加以下几条内容。

1. 多摄入富含叶酸的食物，补充足量叶酸

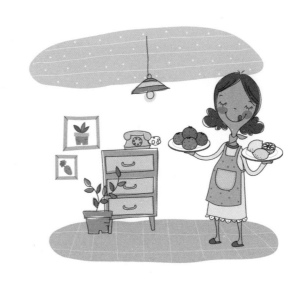

叶酸是一种水溶性B族维生素，除有助于预防胎儿神经管畸形外，也有利于降低妊娠高脂肪血症发生的危险。若孕早期缺乏叶酸，易导致胎儿无脑儿、脊柱裂等神经管畸形。若孕中、晚期缺乏叶酸，孕妇发生胎盘早剥、先兆子痫、孕晚期阴道出血的概率就会升高，胎儿易出现宫内发育迟缓、早产、低出生体重，婴儿出生后智力发育会受到影响。

怀孕后的头4周是胎儿神经管分化和形成的重要时期，此时期叶酸缺乏可增加胎儿发生神经管畸形及早产的危险。而许多女性发现已怀孕时都在怀孕后的5周后或更晚，在神经管分化发生时，其并没有意识到已经怀孕，所以女性应从计划怀孕开始尽可能早地多摄取富含叶酸的食物，如动物肝脏、深绿色蔬菜（菠菜、生菜、芦笋、油菜、小白菜、莴苣、花椰菜等），香蕉、草莓、橙子、橘子等水果及豆类食物。在烹制上述食物时不要长时间加热，以免破坏食物中所含的叶酸。但只通过膳食通常难以满足孕妇和胎儿对叶酸的需要量，叶酸补充剂相对食物中的叶酸更利于吸收利用，专家建议，最迟应从孕前3个月开始每日补充叶酸400微克，并持续至整个孕期。这可使女性体内的叶酸维持在适宜水平，确保胚胎早期有一个较好的叶酸营养状态，从而预防胎儿神经管及其他器官畸形的发生。

2. 女性在膳食中要适当增加海产品，以保证摄入充足的碘

孕前和孕早期缺碘，将会对胎儿生长发育产生严重不良影响，可增加新生儿将来发生克汀病的危险性。由于孕前和孕早期对碘的需要量相对较多，为每天200微克，除摄入碘盐外，最好每周摄入1～2次富含碘的海产品，如海带、紫菜、鱼、虾、贝类等，对防治地方性碘缺乏病、减少克汀病的发生有很好的作用。

3. 常吃含铁丰富的食物

孕前缺铁易导致早产、孕期母体体重增长不足以及新生儿低出生体重，在怀孕前女性应储备足够的铁为孕期所用。应适当多摄入含铁丰富的食物，如动物血、肝脏、瘦肉等动物性食物，黑木耳、红枣、黄花菜、油菜、芝麻等植物性食物，以及蛤蜊、河蚌、紫菜等水产品。缺铁或贫血的育龄妇女可适量摄入铁强化食物或在医生指导下补充小剂量的铁剂（10～20毫克/天）。

4. 注意多摄入富含维生素 C 的食物

维生素C又称为抗坏血酸，具有氧化还原活性。维生素C可以使食物中难以吸收的三价铁还原为易于吸收的二价铁，并使亚铁络合酶的巯基处于活性状态，从而有助于食物中铁的吸收。多摄入富含维生素C的食物有助于预防和治疗贫血。富含维生素C的食物主要有新鲜的蔬菜和水果，如鲜枣、橘子、猕猴桃、草莓、苜蓿、甜椒、豌豆苗、油菜苔、苦瓜、西兰花、木瓜等。

二 孕前女性每日食物安排

孕前饮食应按照平衡膳食的原则，结合受孕生理特点和女性的身体情况来安排。女性要多吃富含优质蛋白质及钙、铁、锌、碘等各种矿物质和维生

素C、叶酸等丰富维生素的食物，如多喝牛奶，多吃豆类及豆制品、柑橘类水果、坚果、深绿色蔬菜、带皮谷物、强化面包和瘦肉及鱼虾等水产，还要增加动物血、肝脏的摄入。

各类食物每日摄入量和构成品种推荐

畜禽肉类 100克：牛肉、猪精肉、动物肝脏、动物血、鸡肉、鹌鹑、鸭肉等。

鱼虾类 50克：鲤鱼、鲈鱼、草鱼、鲫鱼、鲢鱼、黄鱼、带鱼、虾等。

蛋类 50克：鸡蛋、鸭蛋、鹅蛋、松花蛋、鹌鹑蛋等。

蔬菜类 400～500克：菠菜、番茄、黄瓜、茼蒿、生菜、西兰花等红绿色蔬菜为主。

豆类及豆制品 50～100克：豆腐、豆浆、豆奶、腐竹等。

水果类 100～150克：苹果、香蕉、梨、橘子、西瓜、猕猴桃等。

坚果类50克：花生、松仁、开心果、板栗、瓜子等。

谷类食品 250～300克：大米、黑米、小米、小麦面粉、玉米面、荞麦、燕麦等。

奶类及奶制品250克：最好食用酸奶或鲜奶。

烹调油类20克：花生油、玉米油、豆油、调和油等植物油。

三 夫妻还需知道的孕前饮食健康知识

1. 男性饮食须知

（1）韭菜有一定壮阳功效，但其农药含量高，很难完全洗掉，对男性生育能力危害较大，男性应尽量不吃。时下很多长得又肥又大的茄子多是用催生激素催化而成，对精子的生长有害，不要多吃。

（2）带皮蔬菜要去皮，洗干净再下锅。一般的蔬菜要先洗干净，再放入清水中浸泡一段时间，然后再下锅。若是要生吃蔬菜，除洗泡外，吃之前还要用开水烫一下，这样可能破坏了一些维生素，但吃起来更安全。水果要彻底清洗，否则一定要削皮吃。

（3）用泡沫塑料饭盒盛的热饭热菜可产生有毒物质，对男性生育能力会产生直接影响，因此不要吃用泡沫塑料饭盒盛的饭菜。而用微波炉加热饭菜，无论何种材质的饭盒中，其中化学物质都会在加热的过程中被释放出来，对健康有害，所以也最好不要用微波炉加热饭菜。

（4）冰箱里的熟食易被细菌污染，一定要加热再吃。而制冷剂还对人体有害，长时期储存在冰箱里的食物则应少吃。

（5）不要单吃某一类食品，更不要偏食，要尽量吃天然绿色的食品，饮食营养保证均衡。要少饮茶，少喝或不喝咖啡。

2. 女性饮食须知

（1）保证热能的充足供给。女性最好在每天供给一般成人需要的2200千卡热量的基础上，再加上400千卡，在供给性生活消耗的同时为受孕积蓄一部分能量，这样才能使精强卵壮，为受孕和优生创造必要条件。

（2）女性每天还应注意摄取足够的优质蛋白质，以保证受精卵的正常发育，可多吃含优质蛋白质的食物，如豆类、蛋类、瘦肉及鱼类等。脂肪的供给也要保证，这是机体热能的主要来源，其中必需脂肪酸是构成机体细胞组织不可缺少的物质，增加优质脂肪的摄入对怀孕很有益。

（3）保证摄入充足的无机盐和微量元素。钙、铁、锌、铜等是构成骨骼、制造血液、提高智力的重要营养物质，维持体内代谢的平衡。保证供给适量的维生素，这有助于精子、卵子及受精卵的发育与成长，但不宜过量，否则如脂溶性维生素也会对身体有害，建议女性多从食物中摄取，多吃新鲜的瓜果和蔬菜。

3. 不追求骨感，不做体重超常的妈妈

准备怀孕的妇女首先要实现标准体重。很多爱美女性常常节食，努力做一个"骨感美人"。但这样就可能存在着营养不良、内分泌紊乱、排卵障碍、月经不调等健康隐患，还会导致生殖功能异常，生殖能力下降。此间，女性要保证优质蛋白质和脂肪食物的摄取，让体重保持在正常的范围，不要追求骨感美。而体重偏胖，也会使怀孕受到影响。所以，体重超常的妇女在孕前要有计划地通过合理饮食和体育锻炼，以达到或接近标准体重。

4. 男性体重超常会造成精子异常

男性肥胖和营养不良，都是"不合格"的，它会影响男性体内性激素的正常分泌，造成精子异常，使胚胎的物质基础受到影响。而营养不良则会直接影响男性的生殖机能和生育能力。如果男性体重低于标准体重，应增加进食量，多摄取优质蛋白质和富含脂肪的食物；如果体重超重，应制订一个科学合理的食谱，并加强体育锻炼。

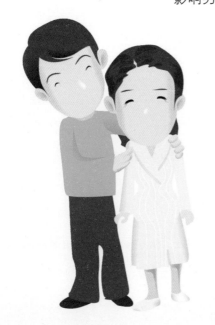

5. 受孕前，女性不宜多吃的食物

烤肉：爱吃烤肉的可能会感染弓形虫。当女性接触了感染弓形虫病的畜禽，并吃了这些畜禽未熟的肉时，常会被感染。这可能会导致胎儿畸形和智力低下。

螃蟹：螃蟹肉质细嫩，味道鲜美。其性寒凉，有活血祛瘀之功，但对孕妇不利，尤其是蟹爪，有明显的堕胎作用。

甲鱼：甲鱼性味咸寒，有着较强的通血络、散瘀块作用，因而有一定堕胎之弊，故孕前孕中妇女不宜多吃。

薏米：药理实验证明，薏仁对子宫平滑肌有兴奋作用，可促使子宫收缩，因而有诱发流产的可能。

胡萝卜：胡萝卜含有丰富的胡萝卜素、多种维生素以及对人体有益的其他营养成分，但专家研究发现，孕前食过多胡萝卜后，摄入的大量胡萝卜素会引起闭经和抑制卵巢的正常排卵功能。因此，准备怀孕的女性不宜多吃胡萝卜。

马齿苋：它既是草药又可作菜食用，其药性寒凉而滑利。实验证明，马齿苋汁对于子宫有明显的兴奋作用，能使子宫收缩次数增多、强度增大，易造成流产。

咖啡：研究表明，咖啡对受孕有直接影响。每天喝一杯咖啡以上的育龄女性，怀孕的可能性只是不喝咖啡者的一半。因此，如果打算怀孕，就应该少饮咖啡。

棉籽油：棉籽油是一种粗制棉油，含有大量棉酚。如果女性孕前长期食用棉籽油，其子宫内膜及内膜腺体就会逐渐萎缩，子宫变小，子宫内膜血液循环量逐渐下降，不利于孕卵着床而造成不孕。即使孕卵已经着床，也会因营养物质缺乏，使已植入子宫内膜的胚胎或胎儿不能继续生长发育而死亡，出现死胎现象。

6. 能提高精子质量的食物

男性应多食用能提高精子质量的食物，如墨鱼、蜗牛、鳝鱼、泥鳅、鱿鱼、带鱼、鳗鱼、海参等，其次有山药、银杏、豆腐皮等。这些食物中含有丰富的赖氨酸，而赖氨酸是精子形成的必要成分。

另外，男性体内缺锌亦可使子减少，还需应多吃富含锌的食物，如鸡肉、猪肉、鸡蛋、鸡肝、牡蛎、花生米等。如果严重缺锌，最好遵医嘱每日口服醋酸锌50毫克，定期测定体内含锌量。

7. 夫妻双方要少吃甜食，多吃抗辐射的食物

在生活中，很多女性喜欢甜食，但甜食具有高脂肪、高卡路里的特质，常食易引起体重增加，提高罹患糖尿病和心血管疾病的风险，同时易引起蛀牙，对怀孕不利。另外，可乐型饮料会直接伤害精子，影响男性生育能力，可能危及胎儿的大脑、心脏等重要器官，因此也应戒除。

各种辐射比比皆是。夫妻要多食用富含优质蛋白质、磷脂以及B族维生素的食物，以增强抗辐射的能力，保护生殖器官的功能。

8. 先排毒再怀孕

人体每天都会通过呼吸、饮食及皮肤接触等从外界接受有毒物质，天长日久，毒素在机体内蓄积，就会对健康造成危害，尤其对孕妇来说危害更为严重。在准备怀孕前，可先通过食物进行排毒。这里推荐几种能帮助人体排出毒素的食物。

动物血：猪、鸭、鸡、鹅等动物血液中的血红蛋白被胃液分解后，可与侵入人体的烟尘和重金属发生反应，提高淋巴细胞的吞噬功能，具有排毒作用。

鲜果蔬汁：鲜果蔬汁所含的生物活性物质能阻断亚硝胺对机体的危害，还能调节血液的酸碱度，有利于防病排毒。

海藻类：海带、紫菜等所含的胶质能促使体内的放射性物质随粪便排出体外，因此，多吃海带、紫菜可减少放射性疾病的发生。

豆芽：豆芽含多种维生素，能清除体内致畸物质，促进性激素生成。

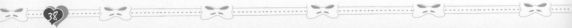

9. 夫妻尽量少在外就餐

餐厅食物虽味美可口，但往往脂肪和糖的含量过高，而维生素和矿物质不足，烹制时盐、油、味精常常过多。经常在外就餐，人体所需的各种营养比例容易失衡，难免会引起身体的不适，这对怀孕不利。所以从计划怀孕开始，夫妇俩就应尽量减少外出就餐，多在家烹制营养饭菜。

10. 孕前女性不可贫血

贫血，会对母婴造成影响，其中轻度贫血妊娠后对母婴影响较少；重度贫血可增加母体妊娠期并发症，如妊高症、感染，甚至贫血性心力衰竭，而对胎儿影响则较大，如早产、胎儿发育不良、胎儿宫内窘迫等发病率均增加。

女性预备怀孕时，要先体检，查看自己是否贫血。假如血红蛋白低于110g/L，则符合缺铁性贫血诊断。除了积极查清贫血原因和贫血程度外，还应积极处理，避免贫血加重。食补是纠正贫血非常安全有效的方法。日常饮食上，可适当多吃瘦肉、家禽、动物肝和动物血（鸭血、猪血）、蛋类、绿色蔬菜、葡萄干及豆制品等食物，这些食物含铁量高，营养易吸收。

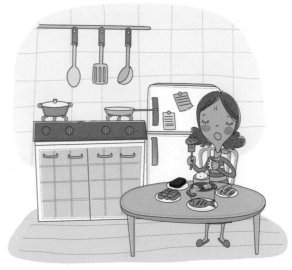

炸芝麻里脊

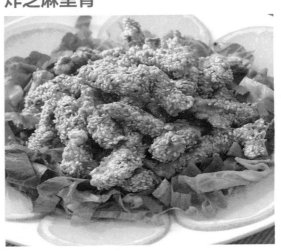

📋 **原料**

猪里脊肉、蛋清豆粉、芝麻、精炼油、精盐、味精、料酒、酱油各适量。

🍳 **制作方法**

1.猪里脊肉切成厚片，两面剞上十字花刀，再改成长条，加精盐、味精、料酒、酱油码味。

2.锅内放入精炼油烧至六成热，将猪肉挂上蛋清豆粉，再沾一层芝麻，投入精炼油内炸成金黄色捞出，装盘即成。

🍲 **操作要领**

蛋清豆粉不宜挂得太厚，芝麻要沾裹均匀。

山药羊尾汤

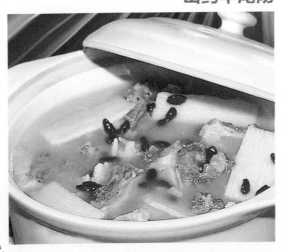

📋 **原料**

带皮羊尾、山药、枸杞、精盐、味精、鲜汤各适量。

🍳 **制作方法**

1.羊尾去尽杂毛，改块，洗去血水，汆一水；山药切片；枸杞水发。

2.锅内放入羊尾、山药，掺汤，吃好味，炖至熟软时，起锅倒入明炉钵中，撒入枸杞即成。

🍲 **操作要领**

羊尾血水一定要去尽，炖制时鲜汤应一次性加够。

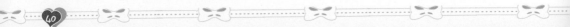

原料

猪瘦肉、葱、水豆粉、鲜汤、精炼油、姜末、蒜米、甜面酱、味精、白糖、精盐、料酒各适量。

制作方法

1.猪肉切成二粗丝，用精盐、水豆粉码好味待用；葱切成细丝，用水稍漂。

2.锅内放精炼油烧至三成热，将猪肉丝下锅滑散捞出。锅中放蒜米、姜末炒香后，下入甜面酱炒酥香，烹入料酒，掺鲜汤，下入精盐、味精、白糖调好味，放肉丝翻炒，用水豆粉勾入薄芡，起锅装至盘中，撒上葱丝即成。

操作要领

猪肉丝码味时水分要吃足，以保证肉丝的质嫩；炒甜面酱用火不能大。

酱肉丝

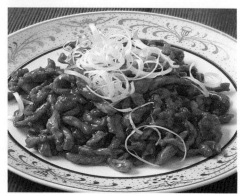

原料

猪仔排、乌梅酱、番茄酱、白糖、精盐、味精、鸡精、精炼油各适量。

制作方法

1.猪仔排剔去多余脂肪，斩成条块，氽去血水，上笼蒸至离骨，待用。

2.锅置小火上，掺油烧至四成热，放入乌梅酱、番茄酱、白糖、精盐炒香，投入排骨块，簸匀后，烹入味精、鸡精炒转，推匀起锅即成。

操作要领

仔排应剔去多余脂肪；蒸制时，掌握好时间。

梅酱果味排

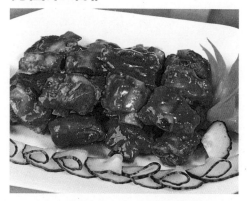

原料

猪肚、白果、姜、葱、料酒、精盐、味精、鲜汤各适量。

制作方法

1.将猪肚洗净、改条，入沸水锅中焯一水；白果去壳去膜焯一水后捅去芯。

2.姜、葱炝锅，加鲜汤等，下入猪肚，烧至八成熟时加入白果，待肚熟汁浓时即可起锅。

操作要领

猪肚应先洗净。白果和猪肚不可同时下锅烧。

白果烧猪肚

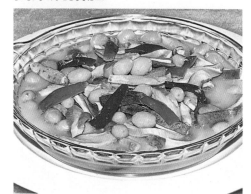

泡菜牛肉丝

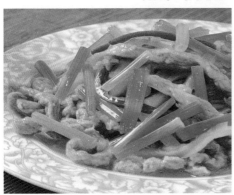

原料

牛里脊肉、泡菜、芹菜、豆粉、清水、嫩肉粉、鲜汤、精炼油、精盐、味精、料酒、香油各适量。

制作方法

1.牛里脊肉切成丝，加精盐、豆粉、嫩肉粉、清水，码味上浆；泡菜切成丝；芹菜切成段。
2.锅中放入精炼油烧至四成热，放入牛肉丝滑散，断生捞出。锅留少许油烧热，放入泡菜丝、芹菜段炒香，烹精盐、味精、料酒、鲜汤，用豆粉勾芡，再下牛肉丝颠翻炒匀，淋入香油，起锅即成。

操作要领

牛肉丝要顺着肌肉的纹路切；要用旺火速炒。

功夫牛肉酿青椒

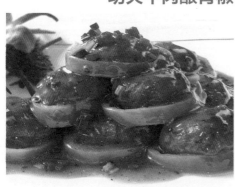

原料

牛肉糁、圆青椒、青红椒粒、鲜汤、精炼油、蒜末、葱花、蚝油、鸡精、白糖、胡椒粉、豉汁各适量。

制作方法

1.圆青椒洗净去籽，切成1.5厘米厚的圆圈，酿入牛肉糁，即成牛肉青椒环。
2.平锅放入精炼油烧热，放入牛肉青椒环煎熟，铲出。
3.炒锅放入少许精炼油烧热，下入青红辣粒、葱花、蒜末、豉汁炒香，掺入鲜汤，再放入牛肉青椒环、蚝油、鸡精、白糖、胡椒粉烧2分钟，起锅装盘即成。

操作要领

煎牛肉青椒环时用油不宜太多。

番茄炖兔

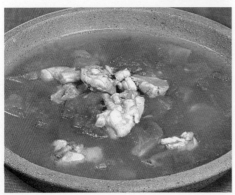

原料

兔肉、番茄、精盐、味精、胡椒、清汤、姜各适量。

制作方法

1.兔肉洗净斩成块后焯去血水；番茄切块。
2.炖锅置火上，加入清汤，放入兔块、姜、胡椒，烧开打去浮沫，小火炖至八成熟后放番茄、盐、味精，调好味起锅即成。

操作要领

兔肉具腥臊味，应去尽脊骨、生殖器及各种腺体和血水，以除异味。番茄不宜早放，以减少维生素的损失。

竹荪清蒸鸡

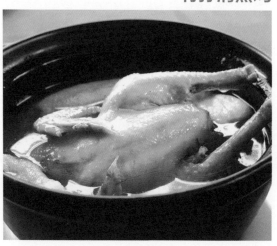

🍲 **原料**

土公鸡、竹荪、精盐、味精、鲜汤各适量。

🍳 **制作方法**

1.公鸡宰杀治净，放入沸水中汆去血污；竹荪用温水泡发后洗净。

2.瓦罐中放入鸡、竹荪、精盐、味精，加入鲜汤，上笼蒸熟即可。

🍴 **操作要领**

公鸡要选用仔公鸡。蒸制时罐口要封严。

板栗烧鸡

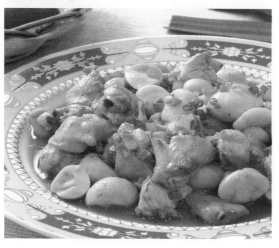

🍲 **原料**

仔土鸡、板栗、精炼油、鲜汤、姜片、葱节、精盐、味精、胡椒粉、料酒、糖色各适量。

🍳 **制作方法**

1.土鸡宰杀后治净，剁成块；板栗去皮洗净待用。

2.锅中放入精炼油烧热，下鸡肉块、姜片、葱节爆炒至香，加入鲜汤、盐、味精、胡椒粉、料酒、糖色烧沸，再下板栗烧至熟透、鸡肉离骨时，装盘即成。

🍴 **操作要领**

烹制时要掌握好放栗子的时间，以免出现鸡肉与板栗不能同熟的现象。

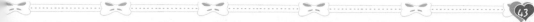

苦瓜烧鸭

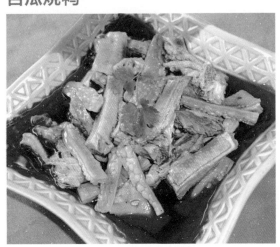

原料

仔鸭、苦瓜、精盐、味精、鸡精、胡椒、料酒、白糖、豆瓣、姜米、蒜米、精炼油各适量。

制作方法

1.仔鸭洗净斩成条，氽水；苦瓜剖开去籽，切成条。

2.锅中放入精炼油烧热，下泡椒末、豆瓣、姜米、蒜米炒香，下鸭子炒干水汽，加鲜汤烧至七成熟时，再加入苦瓜条同烧至熟，起锅装盘即可。

操作要领

下苦瓜要掌握好时间，否则成菜口感不佳。

香煎糯米鸭

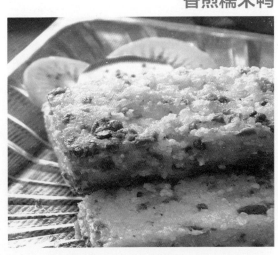

原料

鸭、上等大糯米、玉米、花椒、胡椒粉、味精、鸡精、姜葱、精盐、料酒、精炼油各适量。

制作方法

1.将宰杀好的鸭氽入开水中，捞起沥干，下姜、葱、料酒，蒸后出笼去骨待用。将糯米蒸熟，下以上调料拌匀，铺在鸭肉上，压紧成2厘米厚的长方形待用。

2.热锅冷油，细火慢煎至双面金黄时起锅，沥干油改刀装盘即成。

操作要领

鸭肉需先码味，糯米不能蒸得太熟。

银耳老鸭汤

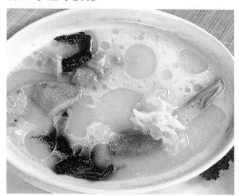

原料

干银耳、土老鸭、料酒、精盐、胡椒、味精、姜、葱各适量。

制作方法

1.老鸭宰杀，去毛、内脏，冲洗干净，斩块，放入加有料酒、葱、姜的沸水中，汆去血污；干银耳用温热水泡发3小时，捞出洗净。
2.汤盅内掺水，下鸭块、银耳，吃好味，盖上汤盖，入笼蒸4小时即成。

操作要领

老鸭一定要去尽残毛。银耳要去蒂，并泡去硫磺味。蒸制时间要掌握好。

鸡肾鸭血

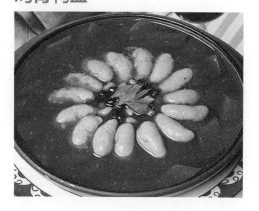

原料

鲜鸡肾、鲜鸭血、酸菜、水豆豉、泡椒、豆瓣、葱花、精盐、味精、白糖、水豆粉、色拉油各适量。

制作方法

1.鸡肾去筋膜，汆熟待用。鸭血改成菱形块。
2.锅内下油少许，加水豆豉、酸菜等炒出味，加鲜汤吃味，放入鸡肾、鸭血同烧至入味，收汁装盘，撒上小葱花即可。

操作要领

烹制此菜前，可将汆过的鸡肾用吃好味的鲜汤浸泡入味。烧制时间不宜过长，以防鸭血过老。

番茄蒸鲈鱼

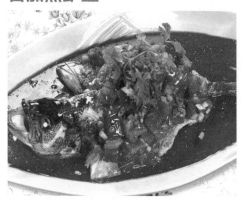

原料

鲈鱼、番茄片、精盐、味精、水豆粉、料酒、番茄酱各适量。

制作方法

1.鲈鱼剖杀治净，在鱼身两侧剖上花刀，用盐、料酒码入味，上笼蒸熟取出，装入盘中。
2.蒸汁滗入锅中烧沸，放入番茄酱汁、番茄片、味精，用水豆粉勾芡，起锅淋入鱼上即可。

操作要领

鱼肉码味时要掌握好时间，以10分钟为宜。

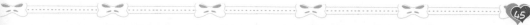

芝麻鱼条

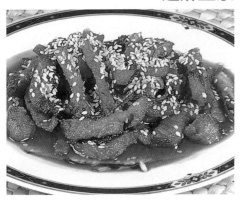

📋 **原料**

鲜草鱼、熟芝麻、精盐、味精、料酒、白糖、糖色、姜（拍破）、葱、八角、辣椒油、鲜汤、精炼油各适量。

🍲 **制作方法**

1.草鱼洗净去骨，取肉切成10厘米长、0.5厘米粗的条，用姜、葱、盐、料酒腌20分。

2.锅置火上，入油烧至七成热，鱼条用30克冷油拌匀下锅内，炸散籽时捞出，待油温回升到七成热时，复炸至呈黄色捞出。

3.净锅烧鲜汤，放入鱼条、盐、白糖、八角（一粒）、糖色，改中火收汁，然后放入味精、香油继续收一下汁，起锅装盘，放辣椒油，撒上熟芝麻拌匀即可。

🥄 **操作要领**

炸鱼时油温不要超过七成。鲜汤刚好够收汁为宜。

粉蒸鲫鱼

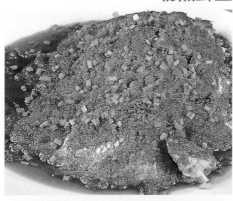

📋 **原料**

鲫鱼、蒸肉粉、豆瓣、味精、醪糟、老油、精盐各适量。

🍲 **制作方法**

1.鲫鱼杀后治净，对剖，用蒸肉粉、盐、豆瓣、味精、醪糟、老油、清水拌匀，整齐放于碗中，上笼蒸熟。

2.蒸熟出笼后，倒扣于盘中即可。

🥄 **操作要领**

为造型美观，摆碗时鲫鱼头朝碗底，翻扣后鱼头就冲上了。

酱烧小黄鱼

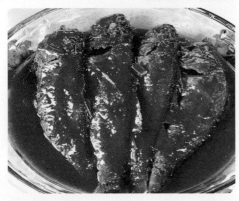

📋 **原料**

小黄鱼、甜酱、蒜米、白糖、味精、精盐、香油、料酒、鲜汤、精炼油各适量。

🍲 **制作方法**

1.将小黄鱼宰杀去内脏、去细鳞（不能破胆），用姜蒜米、料酒、盐、胡椒粉码味待用。

2.锅下油，待有七~八成热时，下入码好味的小黄鱼，炸至皮黄、挺身时捞出，滗去余油。锅下少许油，下甜酱、蒜米，炒香后加入鲜汤，下入炸好的小黄鱼，下盐、味精、白糖、料酒、胡椒粉，小火烧至入味。汁水将干时，加少量水豆粉收汁亮油，起锅淋入香油即成。

🥄 **操作要领**

小黄鱼要先码味，入锅油炸时掌握好油温。

 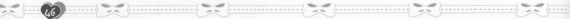

水晶虾仁

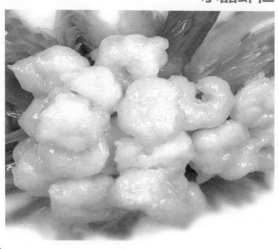

原料

虾仁、芦笋、精盐、味精、鸡蛋清、葱油、豆粉、姜片、蒜片各适量。

制作方法

1.虾仁洗净，加入精盐、鸡蛋清、豆粉码匀，放入热精炼油中滑散；芦笋洗净，下入沸水中焯熟透捞出，垫入盘底。

2.锅中加入葱油烧热，下入姜片、蒜片炒香，再加进虾仁、味精稍炒，用水豆粉勾芡，起锅装入垫有芦笋的盘中即可。

操作要领

虾仁码芡要现用现码，以免脱浆。

清炖牛鞭汤

原料

干牛鞭、姜、葱、料酒、鲜汤、花椒、精盐、味精、胡椒粉各适量。

制作方法

1.将干牛鞭用水浸泡后，反复煮焖几次，去尿道膜等加工处理后待用。

2.将发好的牛鞭在放有姜、葱、料酒、花椒的沸水内氽一下起锅，用刀改成菊花形状的段。

3.烧清水，放入牛鞭、老姜和少许花椒，用小火炖至熟软时加入调料即可。

操作要领

牛鞭在涨发时应去掉尿道膜；在氽牛鞭时应把浮沫打干净；在炖牛鞭时，应用小火慢炖。

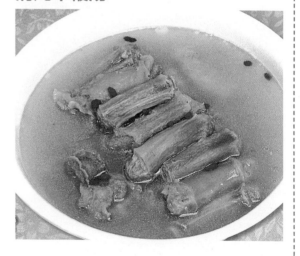

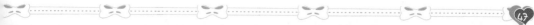

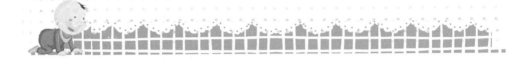

第五节 孕前居家健康

一 女性孕前生活准则

（1）每天定时定量的吃饭，饭菜应可口又有营养。

（2）水污染会影响胎儿的正常发育，一定要选择合适的净化装置，保证饮用水的质量合格。

（3）保证充足的睡眠，不过于劳累，不熬夜。不长时间上网、玩游戏或看电视。尽量少使用能造成电磁污染的电视、音响、电脑、微波炉、手机等。

（4）生活环境舒适宁静，保证周围没有嘈杂的声响，同时保持良好的通风状态。

（5）提前开始阅读有关孕期保健和胎儿生长的书籍和杂志，多听些愉悦精神、放松心情的音乐，让自己愉快平稳地开始孕期生活。

（6）减少使用美容品，原则上只护肤不美容，以防化妆品中的有害物质对胎儿造成伤害。

二 营造整洁温馨的生活环境

（1）生活环境应整洁明亮，安静舒适，通风通气。

（2）居室最好保持20～22℃的温度。

（3）居室的湿度，以50%的相对湿度为佳。

（4）居室中的物品摆放要安全。

（5）夫妻不仅要亲密和睦，而且与和家庭其他成员也要保持良好关系，这样才可营造出一个温馨的家庭氛围。

第三章

孕育百科知识

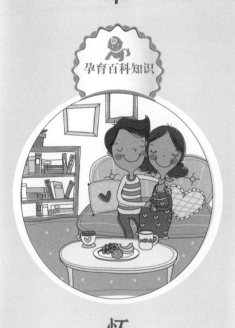

怀孕时机与提高成功率

第一节 把握最佳怀孕时机

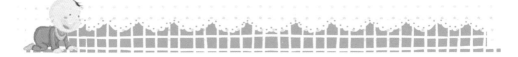

婚后经过一段时间共同生活，感情也更加深厚时，双方都处于体质健壮、精神饱满的状况下，即可考虑孕育小孩了。选择最佳的怀孕时机，也是生育一个身心健康的小孩不可缺少的条件。

一 最佳生育年龄

了解并把握最佳妊娠生育的年龄对于优生优育非常重要，从身体、医学、社会学角度看，女性最佳婚育年龄为24～28岁，这是生育的最佳时期，妊娠和分娩一般都比较顺利，难产的发生率很低，产后身体恢复较快。在此之前，女性生殖器官和骨盆尚未完全发育成熟，如过早婚育，妊娠、分娩的额外负担对母亲和婴儿的健康都不利，难产的机会也将增加，甚至会造成一些并发症和后遗症。而女性过晚生育，特别是超过30岁以后才经历生育，妊娠、分娩中发生并发症的机会也就增多，难产率也会增高。尤其应尽量避免35岁以后再怀孕，因为卵巢功能在35岁以后逐渐趋向衰退，卵子容易老化，其中的染色体畸变的机会增多，易造成流产、死胎或畸胎。

权威调查显示，儿童中智力和体质的最好者，其父亲的生育年龄为28岁左右，母亲的生育年龄为25岁左右，因此，24～28岁是较为科学的符合优生生育观点的年龄。

二 理想的怀孕季节

受孕也应讲究季节。胎儿的发育有三个关键时期，分别是大脑生成期（怀孕的第三个月）、脑细胞分裂期（怀孕的第六个月到生产）、神经及生物静电系统的发育协调期（怀孕第七、八、九三个月）。因此在胎儿发育的第三个月、第六个月直到出生的这两段时间内，如果正处于气候宜人、各类营养食物充足的时期，则更利于生出聪明漂亮的小孩。

一般来说，冬末、春季出生的小孩具有相对较好的免疫力，因为从春夏到秋天这样的自然变化顺序对小孩适应从母体到大自然的变化更有帮助。结合我国的自然情况，怀孕的最佳月份是4～7月。因为受孕后的第3个月正是胎儿的大脑皮层开始形成、大脑细胞发育迅速之时，也是最需要营养的时候，而大脑皮层纹沟的多少与深浅是小孩智力高低的物质基础。在这段时间受孕，胎儿发育到3个月后一般已避开最高温的季节，孕妇食欲增加，正赶上蔬菜、水果、蛋、肉供应最充足丰富的季节，足以满足孕妇的需要，利于其摄取足够的维生素和矿物质，非常有益于胎儿的大脑发育和健康成长。而且这几个月份气候稳定，孕妇不易患感冒等疾病。不过孕妇要注意，在这一阶段不要大量吃肉，过多的肉食会使胎儿大脑平滑、纹沟减少，可能影响到其智力的发展。

三 理想的怀孕状态

理想的怀孕状态是指夫妻双方各方面都处于最佳状态下精子和卵子的结合。夫妻双方在体力、情绪、心理状态和情欲等都处于最高潮中，这种环境中怀孕对优生是有益的。

现代"健康"的含义不仅指体质强壮，而应包括体质强壮+心理状态稳定+具有较强的适应周围环境和社会的能力。因此，当夫妻双方在情绪不稳定、心理状态忧郁、烦恼或工作和学习不太顺利的情况下或酒醉中都应避免受孕。

研究证明，夫妻双方在情欲处于高峰时，男性精子活力旺盛，精液中的营养物质和激素充足；女性在性高潮中卵子生命力强，体内激素、宫颈分泌物充足。因此，在情欲高潮中受孕是实现优生的良好条件。

第二节 如何提高受孕成功率

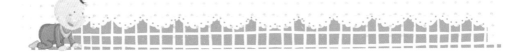

> 虽然受孕在片刻间即告完成，但怀孕前准备颇费心思，很需要认真对待，来不得半点马虎，这样才能最终实现受孕成功并优生。

一 提高受孕率的几个方法

1. 营造最佳心理状态

在计划怀孕前，夫妇之间感情和睦，性生活和谐满足，双方都有意愿让小家庭增员，双方并就关于怀孕期间以及小孩出生以后如何安排好家庭生活达成共识，在这样的心理基础下才利于受孕。

2. 怀孕前合理营养

在目前经济条件较好的人群中，不少是属酸性体质。因此，在准备生育的3个月中，饮食宜清淡，以素食为主，鱼肉为辅，多吃新鲜绿叶蔬菜和水果，确保体内酸碱平衡。同时，生活起居要有规律，心胸开朗乐观，人际关系和谐，保持良好的体能状态，这样不仅受孕易获成功，对以后小孩的身体和智力的健康发育也极有利。

3. 创造高质量受孕环境

要实现良好受孕，夫妻性生活的质量是非常重要的，其性欲高潮与后代的智商息息相关。女性在达到性高潮时，阴道的分泌物增多，分泌物中的营养物质如氨基酸和糖含量增加，使阴道中精子运动能力增强。同时，阴道充血，阴道口变紧，阴道深部皱褶伸展变宽，便于储存精液。平时紧闭子宫颈口也松驰，使精子容易进入，而性快感与性高潮又促进子宫收缩及输卵管蠕动，有助于精子上行，从而达到受精的目的。数千万个精子经过激烈竞争，强壮而优秀的精子与卵子结合，孕育出高素质的后代。最能刺激性欲高潮的是视觉，女性裸露的身体和房间的灯光色调都对激发男性的性欲和促进性生活中的快感及性高潮十分有效，而以受孕为目的的性生活特别需要视觉刺激，可以借助粉红色微弱的灯光，把恩爱的神情、温柔的触摸、亲昵的拥抱、甜蜜的接吻等在直视下传给配偶，使爱的情感得以升华。

4. 进行受孕演习

在实行计划生育的今天，绝大多数夫妇都有意识有目的地受孕。正因如此，在性反应周期中出现心态反常，特别在性欲产生的准备阶段和性交阶段，因心理紧张影响性生活质量的很多，个别甚至发生阳痿而不能交合。因此，在正式受孕前要进行多次训练。方法如下：坚持基础体温测量，预测排卵日期，同时参考自我感觉（阴水稀薄透明，增多外流）确定排卵日，在排卵那天先睡觉后同房。因经过一段时间的休息，不仅体力恢复，而且激素分泌增多，心态平静，情绪稳定，性交时间较长，男女双方均可达到性满足。这种演习不限于排卵期，平时性生活中也可使用。

5. 怀孕前寡欲，怀孕后禁欲

30岁左右的青年夫妇，根据不同情况应建立每周1~2次的房事频率，即为寡欲。但在女方排卵那天，或前后一天，一定要进行一次交合，且由女方掌握主动权，事前也不必告诉丈夫，避免过度兴奋，在半夜醒来后主动向丈夫求欢。如果以后女方不再有性欲要求，说明精卵可能已结合，夫妻宜分床或分被，并禁欲3个月。

6. 巧用机器，准备把握

排卵预测器是提升受孕机会的好帮手，它会迅速而准确地检测到尿液中黄体荷尔蒙是否增加（LH高峰），这种状况常常发生在排卵之前的24~36个小时。在发现LH高峰之后的36小时之内行房，是最容易达到受孕的目的。

7. 恰当姿势，可助受孕

夫妻不仅要有性生活，而且还要注意恰当的姿势。研究表明，男上女下式可以使精子更加深入到子宫内部。同样，如果女性有性高潮，频繁的收缩也会将精子带入子宫。千万不要使用人工润滑剂、甘油，甚至口水，这样有可能会降低精子质量。

二 提高受孕率还应注意的事项

1. 益物多食，可助孕育

男性体内锌缺乏，会导致睾丸激素分泌过低，降低精子数量，所以男性应该多食富含锌的食物，例如精肉、鸡、海鲜以及所有谷物。钙和维生素D也能

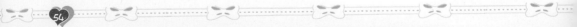

够帮助提高男性的生育能力，所以请多喝牛奶吧！而女性则可以经常喝清茶。研究表明，女性每天喝半杯清茶，怀孕的几率会提升7倍。

2. 良好习惯，孕育健康

不抽香烟：烟草中有20多种有害成分可以致使染色体和基因发生变化，有些有害诱变物质会导致精子数量下降，甚至阳痿。

不喝酒：含有酒精的饮料或某些碳酸饮料，如米酒、甜酒、可乐等，极易引起染色体畸变，导致胎儿畸形。

不过度锻炼：女性体脂过低会造成排卵停止或症状明显的闭经，严重的会导致女性失去怀孕能力。所以坚持经常的身体锻炼是好事，但不能过度。

3. 保持清爽，轻松穿着

男性精子数量会因为过热的睾丸而迅速降低，所以建议男性穿透气性短裤，宽松的外裤，尽量避免洗澡水过热，减少桑拿次数。不要经常骑自行车，或者进行一些激烈的体育运动。

4. 掌握排卵的期规律

在有条件的情况下，女性每天清晨起床前，应先用体温计测量一下基础体温。在坚持每天测量的基础上掌握体温下降和复升的时间，以确定排卵日期。如体温曲线呈双相，则在体温上升前的那一天即为排卵日。

掌握女性的排卵期，这一点对于受孕非常重要。没有测量基础体温的女性，应记住排卵期一般在两次月经周期的中间几天，也就是月经来潮当日加上15天，如果月经周期不够准确，也可以按照预计下次月经来潮之日向前推14天来计算。还可观察宫颈黏液变化来定。女性的月经周期为干燥期—湿润期—干燥期。每月中，当白带出现较多且异常稀薄，为湿润期。在此期间观察分泌物呈蛋清样，清澈、透明、拉丝度长，这很可能是排卵期。也可用市面上出售的排卵试纸、避孕优生检测镜来确定排卵日。

　　卵子大约可存活1～2天，精子在子宫内可存活3天，因此在排卵前三天和后一天过性生活比较容易受孕。

5. 孕前指导，怀孕无忧

　　预约孕前体检，医生会对你的家族史进行了解，确定没有遗传疾病，保证胎儿的健康成长；医生会对你近期的避孕方法进行指导。专家建议，想要生小孩的女性，至少要提前三个月停止服用避孕药，这样，生理周期才能回复正常，才能更好地计算出受孕时间。

6. 清晨良机，切勿错过

　　男性睾丸激素分泌和精子活动在清晨尤其活跃，而且清晨是夫妻双方精力最充沛的时候，所以更容易受孕。专家建议，在排卵期间的清晨，夫妻双方最好1～2天同房一次。

7. 浪漫世界，尽情享受

　　急迫想怀孕的时候，情绪往往会占据你整个大脑，失去了做爱的浪漫感觉。其实，过于紧张的情绪反而会扰乱女性正常的排卵周期，打消你的性冲动，甚至影响到男性的睾丸激素分泌，导致精子数量下降。如果想让你的受孕过程充满浪漫，终身难忘，那就放轻松，尽情地享受吧！

第四章

孕育百科知识

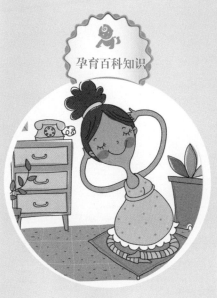

妊娠期

妊娠期亦称怀孕期，是胚胎和胎儿在母体内发育成熟长大的过程。从妇女卵子受精开始至胎儿及其附属物自母体排除之间的一段时间。为了便于计算，妊娠通常从末次月经的第一天算起，约为280天（40周）。由于卵子受精日期很难绝对准确，实际分娩日期与推算的预产期可以相差1～2周，临床上将妊娠37周至42周之间，均列为足月妊娠。

第一节 孕妇饮食结构与调节

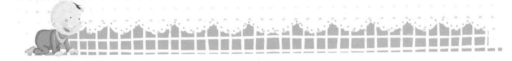

从母亲开始怀上胎儿一直到胎儿最后的出生，胎儿发育生长所需的营养完全依靠母亲提供。因此，孕妇在怀孕后需要及时调整自己的饮食结构，以便让肚里的胎儿有充足的营养发育自己，同时也使孕妇自己积蓄必要的体力去迎接生产。

一 孕期的营养、饮食指南

作为孕妇在各方面都要注意一些，饮食也应格外讲究一些，那么到底哪些该吃哪些不该吃呢？在这里，专家概括地提出怀孕期间的"七吃十不吃"原则，以供孕妇参考。

七吃：

即最宜孕期孕妇食用的食物，这些食物能给孕妇提供所需的营养。

（1）瘦肉。因为瘦肉富含铁，并且易于被人体吸收。怀孕时孕妇血液总量会增加，为的是保证供给胎儿足够的营养，因此孕妇对铁的需要就会成倍地增加。如果体内储存的铁不足，孕妇会感到极易疲劳，通过饮食特别是瘦肉补充足够的铁就极为重要。

（2）奶。孕妇每天应该摄取大约1000毫克的钙，只要3杯脱脂牛奶就可以满足这种需求。酸奶也富含钙，还有蛋白质，有助于胃肠道健康。

（3）豆制品。有些孕妇有素食的习惯，为了获得足够的蛋白质，就只能从豆制品中获得孕期所需的营养。

（4）蔬菜。蔬菜的维生素含量高，多食可助健康。譬如，甘蓝是很好的钙来源；花椰菜富含钙和叶酸，有大量的纤维和抵抗疾病的抗氧化剂，还有助于其他绿色蔬菜中铁的吸收。

（5）水果。水果种类很多。香蕉能很快地提供能量，帮助孕妇克服疲劳。如果你的孕吐很严重，吃香蕉则较为容易为自己的胃所接受。

（6）干果。花生之类的坚果，含有益于心脏健康的不饱和脂肪。但是因为坚果的热量和脂肪含量比较高，因此每天应控制摄入量在30克左右。杏脯、干樱桃、酸角等干果，方便、味美又可以随身携带，可随时满足孕妇想吃甜食的欲望。

（7）麦制品。麦片可以使你保持较充沛的精力，还能降低体内胆固醇的水平。这里有必要提示一下，麦片最好不要买那些口味香甜、精加工的，以天然的、没有任何糖类或其他添加成分在里面的麦片最好。食用时，可以按照自己的喜好，加一些花生米、葡萄干或是蜂蜜等皆可。

十不吃：

不吃也就是我们习惯上所称的忌口。平常喜欢吃的食物，孕妇在怀孕期间，有些确实不适宜食用或不宜吃得太多，否则会对胎儿产生不利影响，所以要忌口。

（1）甜类食品。糖类等在人体内的代谢会消耗大量的钙，孕期钙的缺乏会影响胎儿牙齿、骨骼的发育。过多食用巧克力也不好，这样会使孕妇产生饱腹感而影响食欲，结果身体胖了，而必需的营养素却缺乏了。

（2）桂圆、人参等补品。桂圆辛温助阳，孕妇食用后易动血动胎；孕妇多数阴血偏虚，食用人参会引起气盛阴耗，加重早孕反应、水肿和高血压等。所以这类滋补品不宜食用。

（3）黄芪。黄芪具有益气健脾之功，与母鸡炖熟食用，有滋补益气的作用，是气虚者食用的很好补品，但快要临产的孕妇应慎用，避免妊娠晚期胎儿的正常下降生理规律被干扰，而造成难产。

（4）山楂。不少孕妈妈较喜欢吃酸山楂，但是山楂对子宫有兴奋作用，过量食用可使子宫收缩导致流产，所以要少吃。

（5）菠菜。人们一直认为菠菜含丰富的铁质，具有补血功能，所以被当作孕期预防贫血的佳蔬。其实，菠菜中含铁不多，而是含有大量草酸，草酸可影响锌、钙的吸收。上班族孕妇体内钙、锌的含量减少，影响胎儿的生长发育。

（6）鱼肝油。孕妇长期大量食用会引起食欲减退、皮肤发痒、毛发脱落、感觉过敏、眼球凸出、血中凝血酶原不足及出现肌肉软弱无力、呕吐和心律失常等。大量服用维生素A和钙制剂会导致滤泡在宫内过早钙化而萌出。因此，孕妇不要随意服用大量的鱼肝油和钙制剂。如果因治病需要，应按医嘱服用。

（7）味精。味精主要成分是谷氨酸钠，血液中的锌与其结合后便从尿中排出，味精摄入过多会消耗大量的锌，不利于胎儿神经系统的发育。所以，孕妇要注意少吃或不吃。

（8）辛辣热性佐料。辣椒、花椒、胡椒、小茴香、八角、桂皮、五香粉等容易消耗肠道水分而使胃肠分泌减少，造成胃痛、痔疮、便秘。便秘时孕妇用力屏气解便，使腹压增加，压迫子宫内的胎儿，易造成胎动不安、早产等不良后果。

（9）有兴奋作用的饮食。含咖啡因的饮料和食品被孕妇大量饮用后，会出现恶心、呕吐、头痛、心跳加快等症状。咖啡因还会通过胎盘进入胎儿体内，影响胎儿发育。茶叶含有较丰富的咖啡碱，饮茶将加剧孕妇的心跳速度，增加孕妇的心、肾负担，不利于胎儿的健康发育。

（10）含有添加剂的食品。罐头食品含有的添加剂，是导致畸胎和流产的危险因素，所以孕妈妈要远离罐头食品。

二 了解营养素的组合，利于科学安排孕期膳食

营养的摄取讲究均衡，人体更多的时候是需要补充远不止一种单一的营养素。不同的营养素之间有共生或相斥的特性，营养素只有合理组合才能发挥其最佳功效，这是孕妇在安排饮食时应了解和注意的，对科学合理安排孕期膳食营养大有裨益。

正确组合

（1）维生素A + 维生素B$_2$ + 维生素C + 维生素E：维生素E可以帮助保留维生素A，维生素B$_2$及维生素C则能强化维生素E的效果。

（2）维生素A + 维生素D：维生素D可以促进维生素A的吸收。

（3）维生素A + 蛋白质：蛋白质把维生素A运送至身体的各个部位。

（4）维生素B$_6$/叶酸 + 蛋白质：维生素B$_6$帮助蛋白质代谢；叶酸则有益于蛋白质的合成。

（5）泛酸 + 糖类/脂肪/蛋白质：泛酸有助于糖类和脂肪的代谢，可增强蛋白质的利用。

（6）B族维生素 + 葡萄糖：维生素B族帮助葡萄糖完全燃烧，转变为能量。

（7）维生素C + 维生素P：维生素P能增加机体对维生素C的吸收利用。

（8）维生素C + 铁：维生素C对铁的吸收很有助益，能增加铁的吸收率。

（9）维生素D + 钙/磷：维生素D能帮助钙、磷的吸收和运送。

（10）维生素K + 钙：维生素K很有助于钙的吸收。

（11）钙 + 蛋白质：体内足够的蛋白质能增强机体对钙的吸收。

组合误区

（1）维生素C过量：大量地摄入维生素C，机体会失去叶酸和维生素B_{12}。而叶酸的失去对于孕妇和胎儿危害极大。

（2）维生素D过量：会造成钙的大幅增加，虽然钙对人体非常重要，但也不宜摄入过高。

（3）维生素E过量：会减少身体对维生素A、维生素K的吸收利用。

（4）铜过量：锌的吸收将受到损失。

（5）磷过量：钙会被消耗掉，而影响机体对钙的吸收。

（6）锌过量：体内的铜、铁过多被消耗。

（7）钠过量：会赶走钾，不利于营养平衡。

滑炒肉片

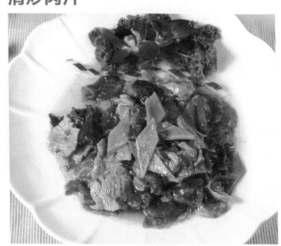

📇 原料

猪瘦肉、胡萝卜、水发木耳、鸡蛋、葱段、蒜片、姜片、精盐、醋、料酒、香油、味精、鲜汤、水豆粉、精炼油各适量。

🍲 制作方法

1.猪肉洗净切成薄片，用蛋清、水豆粉、精盐、料酒码味上浆；胡萝卜洗净，切成片；木耳洗净后撕成小片。

2.锅中加入精炼油烧热，放入肉片滑散捞出。锅中留少许底油烧热，放入葱段、姜片、蒜片炒香，加入肉片、胡萝卜片、木耳，烹入醋、精盐、味精，注入鲜汤炒一会，用水豆粉勾芡，滴入少许香油推匀，起锅装盘即可。

🥄 操作要领

猪肉片下锅滑油时，以七成热为宜。炒制时鲜汤要适量。

鸡菇肝片

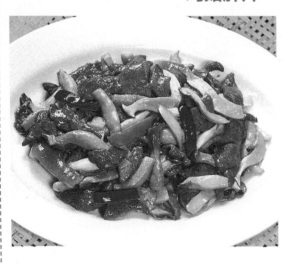

📇 原料

猪肝、鸡菇、马耳朵葱、青红椒、精盐、味精、胡椒粉、鲜汤、精炼油各适量。

🍲 制作方法

1.将猪肝洗净切成柳叶形；鸡菇、青红椒切条；取一小碗，放入精盐、味精、胡椒粉、水豆粉、鲜汤兑成滋汁。

2.炙锅后，放油烧至四成熟，迅速将肝片用精盐、水豆粉码匀，入锅滑散至断生，再下鸡菇、青红椒条、马耳朵葱，烹入滋汁，簸匀起锅即成。

🥄 操作要领

猪肝不能过早码芡，码芡后应立即下锅。烹调动作要快，掌握好油温，以防肝片质地老绵。

腐皮牛肉丝

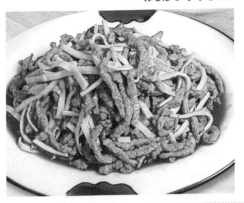

原料

牛肉、豆腐皮、芹菜、泡辣椒、姜蒜米、豆瓣、味精、精炼油、精盐、豆粉各适量。

制作方法

1.将牛肉切成二粗丝，豆腐皮切成同样大小的丝，芹菜切成段。

2.锅内下油，牛肉丝码豆粉下锅炒散，待发白时下泡辣椒、姜蒜米、豆瓣炒出色、出味时，下豆腐皮、芹菜炒至断生，勾芡起锅即成。

操作要领

牛肉丝炒制的时间不可太长，以免老绵不爽。

碧桃鸡丁

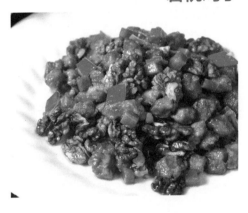

原料

鸡脯肉、青豆、核桃仁、鸡蛋、葱段、蒜片、精盐、味精、料酒、水豆粉、香油、花生油各适量。

制作方法

1.鸡脯肉切成丁，加盐、料酒、鸡蛋清、水豆粉抓匀上浆；核桃仁用温水泡一下，撕去外皮；青豆淘洗干净，放入沸水中焯透捞出，沥去水分；用盐、味清、料酒、水豆粉兑成滋汁。

2.锅中放入花生油烧热，投入鸡肉丁划熟捞出，控净油。锅中留少许底油烧热，下葱段、蒜片炒香，加入鸡丁、青豆、核桃仁炒熟，倒入兑好的滋汁，滴入少许香油炒匀，起锅装盘即可。

操作要领

鸡肉丁入锅滑油时宜用小火。

青笋黄焖鸡

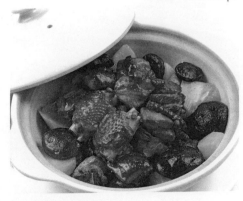

原料

仔公鸡肉、青笋、香菇、精盐、豆瓣、味精、胡椒粉、酱油、白糖、料酒、姜片、葱段、水豆粉、精炼油各适量。

制作方法

1.鸡肉洗净斩成方块，放入沸水汆水，捞出沥干；青笋切菱形块，香菇汆水。

2.锅中加入精炼油烧热，下入豆瓣炒出色，放入鸡块煸炒到色泽红亮时，加入料酒、姜片、葱段、酱油及清水，再放入青笋、香菇、精盐、味精、胡椒粉、白糖，用小火焖熟入味，起锅装入煲中即可。

操作要领

鸡肉块要汆去血污。加入清水要适量。

焗豆烩鸡肾

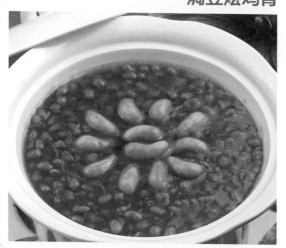

📖 **原料**

鸡肾、云豆、精盐、味精、鸡精、鲜汤、豆瓣各适量。

🍳 **制作方法**

1. 鸡肾洗净，去表层的膜，汆水备用；云豆用高压锅加鲜汤压熟。

2. 锅中放入精炼油烧热，下豆瓣炒香，加鲜汤，再倒入压熟的云豆、鸡肾同烧，待收成浓汁时，加入香油、味精推匀，起锅装盘即可。

🔴 **操作要领**

鸡肾要去掉膜，否则有异味。云豆要撕去老筋。

蛋黄鸭卷

📖 **原料**

鸭皮、咸蛋黄、精盐、料酒、纱布各适量。

🍳 **制作方法**

1. 鸭皮洗净，加入盐、料酒码入底味；咸蛋黄入笼蒸熟。

2. 鸭皮包入咸蛋黄，再用纱布包裹好，入笼蒸熟取出，冷却后切成片，装盘即可。

🔴 **操作要领**

鸭皮包入咸蛋黄后，一定要用纱布包裹紧。

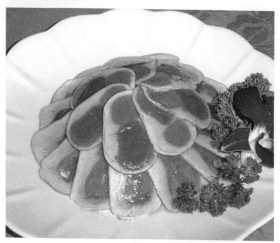

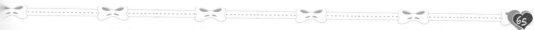

番茄鱼片

原料

鲜鱼、番茄、番茄酱、鸡蛋、豆粉、蒜茸、葱花、精盐、味精、白糖、白醋、料酒、胡椒粉、精炼油、高汤各适量。

制作方法

1.鲜鱼洗净，片成0.4厘米厚的片，用精盐码味，鸡蛋清、豆粉上浆备用；番茄切片。

2.锅放精炼油烧三成热，滑水鱼片略炸捞起。锅留适量底油，七成热，下蒜米、番茄酱炒香，加入高汤，调入精盐、味精、胡椒粉、白糖、白醋烧开，放入番茄汁、鱼片，勾芡散上葱花即成。

操作要领

滑鱼片定型即可，不必炸酥脆，因而油温达三成即可下鱼片。

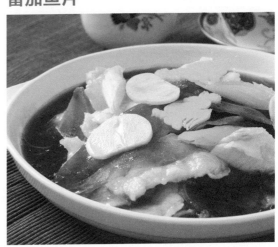

鲜熘鳕鱼

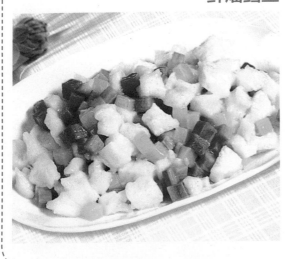

原料

鳕鱼、冬笋、冬菇、味精、鸡精、精盐、精炼油、姜葱油、鸡蛋清、鲜汤、水豆粉各适量。

制作方法

1.将鳕鱼宰杀，治净，改刀成丁，加盐等码味后，过油；冬笋、冬菇改刀成丁，汆水。

2.锅中油烧热下姜葱，放入冬笋、冬菇，炒香；加进鳕鱼炒转，调好味，烹入鲜汤少许，再用水豆粉勾芡，起锅即成。

操作要领

鳕鱼丁、冬笋丁、冬菇丁大小应切得一致。鳕鱼入锅，应掌握好火候。

熘蚕豆酿虾球

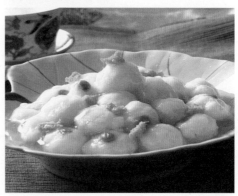

原料

虾糁、蚕豆、蟹黄、鲜汤、精炼油、精盐、味精、鸡精各适量。

制作方法

1.蚕豆泡软，去壳用清水煮熟；蟹黄上笼蒸熟。
2.将虾糁揉成小团，包入一粒蚕豆，逐一完成后，放入精炼油中滑熟。
3.锅中掺少许鲜汤烧沸，放入盐、味精、鸡精调好味，加入蚕豆虾球熘熟至收汁亮油，撒蟹黄推匀，起锅装盘即成。

操作要领

滑蚕豆虾球的油温要低，时间要短。

冬菜腰片汤

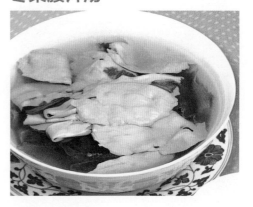

原料

冬菜、猪腰、精盐、味精、胡椒、鲜汤各适量。

制作方法

1.将冬菜片成3厘米长的片；猪腰去蒙皮、腰臊，片薄后用清水漂尽血水，待用。
2.将冬菜在炒锅内炒香，加鲜汤熬出味后，下腰片炒断生，加入调料即可。

操作要领

应先把冬菜炒香，再掺鲜汤用小火多熬一段时间。腰片不能片得太薄，一个腰子片8片即可；煮腰片时汤不能沸，下腰片煮至断生即可。应把腰臊及蒙皮去尽，否则有异味。

瘦肉煲银耳

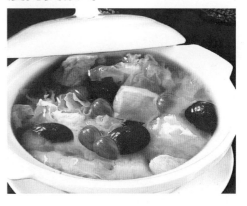

原料

猪瘦肉、银耳、杏仁、红枣、清水、冰糖各适量。

制作方法

1.猪瘦肉洗净切成丁，入沸水中余一水；红枣、银耳、杏仁浸透洗干净。
2.猪瘦肉、红枣、银耳、杏仁放入煲锅，熟后调入冰糖稍煮片刻即成。

操作要领

猪瘦肉丁要切得大小均匀，余水时间不可太久。

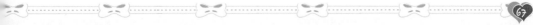

枸杞红枣老鸡汤

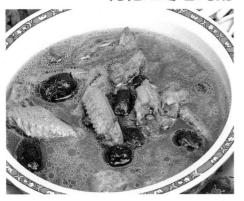

原料

老母鸡、红枣、枸杞、味精、精盐、姜、葱、清汤、料酒各适量。

制作方法

1.老母鸡宰杀，去毛、内脏、脚爪，把头、腿盘入鸡腹内，下锅焯一水，除去血污，搓去汗皮，鸡脯向上放入汤盅内。

2.枸杞、红枣淘洗干净，放于鸡身上，再放料酒、姜、葱，灌入清汤后用牛皮纸封口，上笼用大火蒸约两小时起笼，拣去姜、葱，加味精吃好味即成。

操作要领

余鸡时血污一定要除尽，鸡汗皮（角质皮）要洗净，残毛也要除尽。

白果菜心

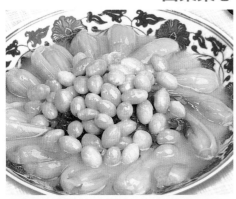

原料

小白菜心、白果、精盐、味精、胡椒、鲜汤、姜、葱、水豆粉、香油、精炼油各适量。

制作方法

1.小白菜去筋，洗净，开成四牙瓣；白果煮熟去心。

2.锅中放油烧热，下姜、葱爆炒，掺入鲜汤，吃好味，打去渣，下入菜心、白果同煮至熟，起锅装盘。锅中汁水吃好味，勾芡，淋入香油起锅即成。

操作要领

水豆粉下锅稍煮一下再搅动，芡粉不能勾得太浓。白果的心要去掉，以免吃后略苦。

雪花玉米羹

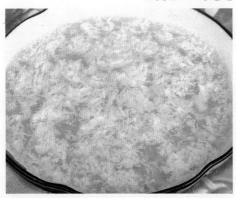

原料

玉米浆（听装）、鸡蛋、精盐、味精、白糖各适量。

制作方法

1.听装玉米浆倒入碗中，掺入开水调好；鸡蛋取蛋清搅匀。

2.将调好的玉米浆倒入锅中，待沸时，撇去浮沫，加入蛋清，加调料调味即成。

操作要领

玉米浆加入开水宜适量。浮沫一定要去尽，以保证汤质效果。

蛋黄南瓜

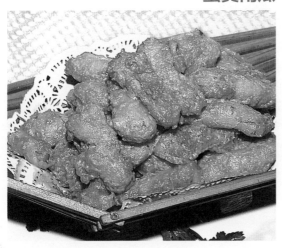

原料

南瓜、咸蛋黄、精盐、味精、白糖、葱油、脆浆各适量。

制作方法

1.南瓜切条，裹上一层脆浆，入油锅中炸成黄色捞出。
2.锅下蛋黄等炒香，放进南瓜条裹匀，装入盛器即成。

操作要领

南瓜条要切得长短、粗细一致。咸蛋黄要炒翻沙。

核桃仁拌芹菜

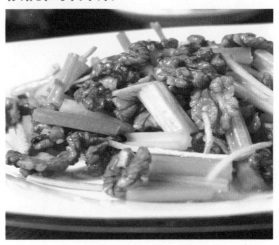

原料

芹菜、核桃仁、姜丝、精盐、味清、香油、花生油各适量。

制作方法

1.芹菜摘去叶洗净，切成段，放入沸水中略焯一下捞出，沥干水分；核桃仁用烧热的花生油炸呈金黄色。
2.芹菜段加精盐、味清、香油、姜丝拌匀，撒入核桃仁即成。

操作要领

核桃仁要用温热水泡软，撕去皮。

三色肉松蒸水蛋

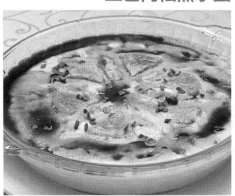

📷 **原料**

鸡蛋、肉松、葱花、精盐、味精、豉油、精炼油各适量。

🍲 **制作方法**

鸡蛋磕入碗中，加入精盐、味精、清水搅匀，入蒸箱蒸约5~6分钟取出，放入豉油，撒上肉松及葱花，淋上热精炼油即成。

🍳 **操作要领**

鸡蛋一定要蒸嫩，不可过老，否则失去口感。

抄手蛤蜊汤

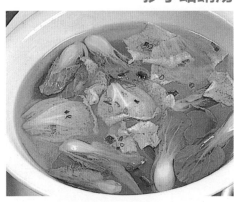

📷 **原料**

蛤蜊、抄手皮、猪肉、草菇、口蘑、菜心、火腿、鸡油、葱姜、精盐、味精、胡椒粉、高汤各适量。

🍲 **制作方法**

1.将猪肉切碎，制成抄手馅。用抄手皮把馅包好呈船形。
2.蛤蜊洗净，放入加清水的锅中煮熟。
3.锅置火上，放入鸡油少许烧热，再投入葱姜炒香，加入高汤烧沸，然后放进抄手、口蘑、菜心、火腿、蛤蜊煮熟，烹入精盐、味精、胡椒粉调好味即成。

🍳 **操作要领**

蛤蜊不要煮得太老，否则口感不佳。判断抄手是否煮熟，一般以浮上水面为准。

蟹黄豆花

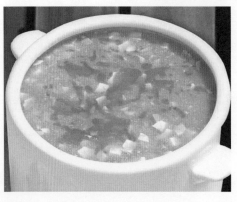

📷 **原料**

内脂豆腐、咸蛋黄、精盐、味精、鸡精、水豆粉、鲜汤、精炼油、香油各适量。

🍲 **制作方法**

1.内脂豆腐切成丁，放入沸水中焯一下捞出。
2.锅中少许精炼油烧热，放入咸蛋黄炒翻沙，掺入鲜汤，再加入豆腐、精盐、味精、鸡精烧熟入味，淋入香油，用水豆粉勾芡，起锅装盘即可。

🍳 **操作要领**

在烧制豆腐丁时，火不能过大，勾芡不能太浓。

第二节 孕妇工作生活的安排

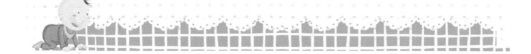

一 孕期的工作

对于有正常工作的妇女，怀孕后，还无需中断工作，但要避免过分劳累。因为孕妇不工作总把自己关在家里，也易引起情绪不佳或消沉，只是要调节好上班与休息之间的矛盾即可。一般来说，如果不是从事体力劳动为主的孕妇，是可以坚持工作的。由于受工作环境的影响，孕妇可以得到身心两方面的调剂，更利于健康。当然，如果从事像搬运、建筑等重体力劳动，或长时间站立、震动大、接触放射线或有害物质的工作，在怀孕后应改换其他工作或休息。

工作时，孕妇要根据自己的情况随时调整，一旦感觉累了就要及时休息。在工休时间，可以吃一点水果或点心，并到室外呼吸一下新鲜空气。中午吃完饭以后，要尽可能睡上一会儿，即使完全没有条件，也最好在办公桌上趴一会儿。上下班时，要注意保暖以防感冒。如果有可能，尽量不要挤公共汽车，以免人多时撞到腹部。离家较近的孕妇，尽量步行上班。

二 孕期的运动

医学研究发现，孕妇在怀孕期间运动对胎儿和大人都有多方面的好处。

对胎儿而言，运动为孕妇大脑提供充足的氧气和营养，促使大脑释放脑啡肽等有益物质，通过胎盘进入胎儿体内，可加快新陈代谢，从而促进生长发育；运动可以摇动羊水，能刺激胎儿全身皮肤，就好比给胎儿做按摩，十分利于胎儿的大脑发育，出生后会更聪明。

对孕妇而言，运动能促进血液循环和新陈代谢，增强心肺功能，有助睡眠，减轻腰腿酸痛，预防或减轻下肢水肿。此外，运动还能增加体力，使肌肉有弹性，这对顺利分娩非常有意义。

一般情况下，孕妇可作的运动主要有以下几种：

1. 散步

散步这是一项非常适合孕妇的运动。即使在怀孕前你是一个不爱运动的人，这时也要经常散步。穿一双舒服的平底鞋，和丈夫一起散步，心情尽可能愉快、放松。散步可以帮助消化，促进血液循环。在妊娠末期，散步可以帮助胎儿下降入盆，松弛骨盆韧带，为分娩做准备。在产程中散步，可促使胎头由枕后位或枕横位旋转成枕前位，使分娩更顺利，加快产程进展。

2. 游泳

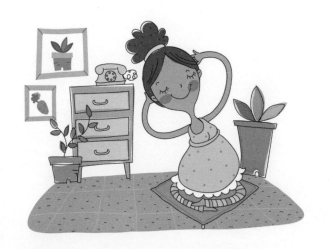

游泳这项锻炼也不错，特别适合原来就爱游泳的女性。由于体重能被水的浮力支撑起来，不易扭伤肌肉和关节，可以很好地锻炼、协调全身大部分肌肉，增进你的耐力。

在国外，游泳是孕妇们普遍参加的一项运动，可持续到孕末期。不过，最好在温水中进行，水太冷容易使肌肉发生痉挛。另外，值得注意的是，胎膜破裂后，应停止此项运动。

3. 孕妇保健操

脚腕运动：

日常生活中，坐在椅子上时、躺下时等，都要经常锻炼脚腕。

方法：

（1）左右摇摆脚腕15次。

（2）左右转动脚腕15次

（3）前后活动脚腕，充分伸展、收缩跟腱15次。

作用：胎儿体重日益增加，为了能轻松行走，孕妇需要使自己的脚腕关节变得柔韧有力。

脚部运动：

方法：

（1）把一条腿搭在另一条腿上，然后放下来，重复15次，每抬1次高度增加一些，然后换另一条腿，重复15次。

（2）两腿交叉向内侧夹紧、紧闭肛门，抬高阴道，然后放松。重复15次后，把下面的腿搭到上面的腿上，再重复15次。

作用：有助于消除妊娠后期的脚部浮肿。

腹肌运动：

方法：

（1）单腿曲起、伸展、曲起、伸展，左右各15次。

（2）双膝曲起，单腿上抬，放下，上抬，放下，左右各15次。

作用：锻炼支持子宫的腹部肌肉。

骨盆运动：

方法：

（1）单膝曲起，膝盖慢慢向外侧放下，左右各15次。

（2）双膝曲起，左右摇摆至床面，慢慢放松，左右各15次。

作用：放松骨盆的关节与肌肉，使其柔韧，利于顺产。

盘腿运动：

方法：

（1）笔直坐好，双脚合十，用手拉向身体，双膝上下活动，宛如蝴蝶振翅，15次。

（2）同一姿势，吸气伸直脊背，呼气身体稍向前倾，15次。

作用：放松耻骨联合与股关节，伸展骨盆底肌肉群，这样胎儿可顺利通过产道。

猫姿式运动：

方法：

（1）趴下，手与双膝分开。

（2）边吸气边拱起背部，头部弯向两臂中间，直至看到肚脐。

（3）边呼气边恢复到（1）的姿势，边吸气边前抬上身。

（4）边呼气边后撤身体，直至趴下。重复15次。

作用：这是振动骨盆的运动，可以缓腰痛。还可以锻炼腹部肌肉，更好地支持子宫。

吹蜡式运动：

方法：

仰卧，曲起双膝，将手指立于离嘴30厘米处。把手指视为蜡烛，为吹熄烛焰而用力呼气。

作用：锻炼腹肌。产后可恢复松弛的腹肌。

电梯式运动：

方法：

与活动骨盆底肌肉群同要领收缩臀部、阴道肌肉，如电梯般上抬腰部。从"1楼"到"5楼"分5层上抬，在"5楼"处保持2～3秒后，边呼气边分5层放下腰部。

作用：练习收缩阴道肌肉。

做孕期体操时，请注意以下五点：

（1）开始时不要勉强自己，做操次数可依身体状况而定，以后可逐日增加运动量。

（2）做完一遍体操后如果感到累，就应该适当减少运动量。运动适量的感觉为：身体微微发热，略有睡意。

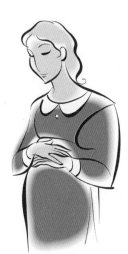

（3）肚子发胀、生病等身体不舒服的时候，可酌减体操的种类、次数、强度等。

（4）早晨不要做操，沐浴后可以。

（5）猫姿与电梯式体操会使胎儿在腹中逆转，所以怀孕8～9个月时不要做。

三 孕妇家务安排

孕妇干一般的家务，只要不感到劳累，就可以做。也许有些家务事要从头到尾全做下来还是挺辛苦的，尤其当你到了怀孕中晚期，行动不很方便，做一点平日看似很容易的活你就可能感到劳累，心里想干又干不成，往往会因此产生急躁的情绪，所以你最好不要有这样不切实际的念头。

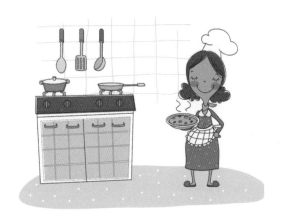

洗衣服一次不要太多，应该干一会歇一会。晾衣服时别过分向上伸腰。需要弯腰做的家务活最好不干。能坐着干的事情就尽量坐着，做饭时也一样，这样可避免腿部的过分疲劳。早孕时多有恶心、呕吐等不适，有时一闻饭味就难受，所以要想办法避开你不喜欢的味道，比如做一些凉拌菜等。

买菜时不要一次拿许多东西，也别走得太急，就当是在散步，尽可能选择人少的菜市场，而且在不太拥挤的时候去采购。

四 怀孕后，孕妇还应注意的问题

1. 孕吐了怎么办

恶心、呕吐属正常的生理现象，如果不严重，孕妇能够忍受，则不需要特殊治疗。只要保持平常心，有充足的睡眠，少食多餐，选择自己喜欢吃的清淡、易消化的食物即可。

如果孕妇反应较严重，呈持续性呕吐，甚至不能进食、进水，则必须到医

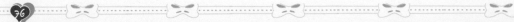

院诊治，看是否为妊娠剧吐。妊娠剧吐易引起孕妇体内电解质紊乱，有生命危险，因此不容忽视，需到医院治疗。

2. 孕早期应避开荧光屏

美国纽约妇产医院艾德蒙医生所作的专项调查显示：怀孕1～3个月内，每天看电视、在电脑荧光屏前工作4小时以上，发生流产和产下畸形儿的比例占60%以上。因为，虽然荧光屏发出的X线剂量对母亲不会造成实质性损害，但对刚开始孕育的胎儿，可能是导致流产和畸形发育的原因，何况射线会在母体内蓄积。为此，艾德蒙建议孕妇：

尽量不看电视，尽量少用电脑，即使必须操作时，每天在荧光屏前逗留时间不应超过1小时；与电视机荧光屏的距离至少要保持2米，与电脑荧光屏至少要保持1米；腹部不宜正对荧光屏。

3. 孕妇饮水问题不可忽视

（1）孕妇在清晨起床后应喝一杯新鲜的凉开水。白开水对人体有"内洗涤"的作用。另有研究表明，早饭前30分钟喝200毫升25～30℃的新鲜开水，可以温润胃肠，使消化液得到足够的分泌，以促进食欲，刺激肠蠕动，有利定时排便，防止痔疮便秘。早晨空腹饮水能很快被胃肠道吸收进入血液，使血液稀释，血管扩张，从而加快血液循环，补充细胞夜间丢失的水分。

（2）孕妇切忌口渴才饮水。口渴犹如田地龟裂一样，是缺水的结果而不是开始，是大脑中枢发出要求补水的救援信号。口渴说明体内水分已经失衡，细胞脱水已经到了一定的程度。孕妇饮水应每隔2小时一次，每日8次，共1600毫升。

孕妇要注意有以下几种水不能喝：

一是不要喝久沸或反复煮沸的开水。因为水在反复沸腾后，水中的亚硝酸银、亚硝酸根离子以及砷等有害物质的浓度相对增加。喝了久沸的开水以后，会导致血液中的低铁血红蛋白，结合成不能携带氧的高铁血红蛋白，从而引起血液中毒。

二是孕妇切忌喝没有烧开的自来水。因为自来水中的氯与水中残留的有机物相互作用，会产生一种叫"三羟基"的致癌物质。孕妇也不能喝在热水瓶中贮存超过24小时的开水，因为随着瓶内水温的逐渐下降，水中含氯的有机物会不断地被分解成为有害的亚硝酸盐，对孕妇身体的内环境极为不利。

三是孕妇不要喝保温杯沏的茶水。因为茶水中含有大量的鞣酸、茶碱、芳香油和多种维生素等。如果将茶叶浸泡在保温杯的水中，多种维生素被大量破坏而营养降低，茶水苦涩，有害物质增多，饮用后会引起消化系统及神经系统的紊乱。

四是孕妇绝对不能喝被工业生产中的废水、废气、废渣等污染物污染过的水，这样的水即使经过高温煮沸，水中的有毒化学物质仍然存在。

五是孕妇更不能喝蒸饭或者蒸肉后的"下脚水"。

4. 怀孕后床上用品的选择

嗜睡是早孕反应的表现之一。睡眠可使处于负代谢状态而消瘦的母体得到保护，从而少得病，对感冒防治效果更佳。为了给孕妇创造一个良好的休息环境，这里对床上用品的选择给予几点建议：

床：孕妇适宜睡木板床。床上要铺上较厚的棉絮，可避免因床板过硬，缺乏对身体的缓冲力，从而转侧过频，多梦易醒。

枕：枕头以9厘米（平肩）高为宜。枕头过高迫使颈部前屈而压迫颈动脉。颈动脉是大脑供血的通路，受阻时会使大脑血流量降低而引起脑缺氧。

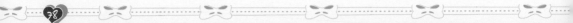

被：被褥以全棉布包裹棉絮为佳。不宜使用化纤混纺织物作被套及床单。因为化纤布容易刺激皮肤，引起瘙痒。

五 解读孕妇最容易犯的19种错误

据资料表明，孕期及分娩时发生的种种异常（流产、早产、难产等），很大一部分是孕妇自己忽视自我保健造成的。从某种意义上说，是她们自己犯的"错误"。归纳一下常见的有以下19种：

1. 忽视了早孕保健

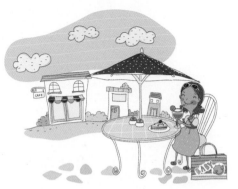

不少孕妇在开始出现某些早孕反应时不以为然，既不及时告诉家里亲人，更不主动去医院检查，一拖就是一两个月。这样，确定妊娠时，大多已是妊娠三个多月了，已错过了引起畸胎和容易造成流产的危险时期，忽视了早孕保健，对母子健康极为不利，甚至可导致严重后果。

2. 妊娠后不按期进行产前检查

目前，尚有相当一部分（农村更多）孕妇出于羞怯或嫌麻烦等原因，不进行或不按期进行产前检查，这就不能及时发现妊娠并发症及胎位、胎儿异常，是造成难产的重要原因之一。

3. 自己做主要求做剖宫产

当前，许多孕妇害怕分娩时"遭罪"，或误信剖宫产的小孩聪明，本可以正常分娩的，却迫切要求做剖宫产。这种做法弊多利少。因为与正常的自然分娩相比，剖宫产不仅孕妇要承担更大、更多的风险，而且对新生儿也不利，出生后的患病率增高。因此，孕妇不要自己要求做剖宫产，对于那些不能自然分娩的孕妇，医生会选择剖宫产的。

4. 孕期滥用药物

孕期，尤其是早孕阶段，不经医嘱自己滥用药，特别是某些抗生素、激素、止痛药和镇静安眠药等，这是引起畸胎的重要因素。

5. 有病不用药，怕影响胎儿

孕期不可滥用药，但并非是不用药，大多数药对胎儿还是安全的，所以孕期患病还是要在医生指导下正确用药，切不可"忌药讳医"。

6. 不注意防治风疹等病毒感染

风疹、肝炎、巨细胞病毒可严重损害胚胎组织，引起畸胎、流产。因此，孕妇不可忽视上述病毒感染，应积极预防，一经发现患风疹、病毒性肝炎等，应立即就医，认真治疗，不可大意。风疹病毒是导致畸胎的头号杀手。

7. 接触有害物质，多次做 B 超

孕期尤其是早孕阶段，是胎儿重要器官分化和形成的关键时期，应该注意避免和防止与有毒有害物质接触，如化学农药、重金属铅、镉和甲基汞以及放射性物质等。孕妇应对上述物质加强防范，而且不要多次进行B超或X线检查，以免伤害胎儿。

8. 嗜烟、酒

孕妇大量吸烟或酗酒，可致畸胎。因此，孕期应戒烟酒。

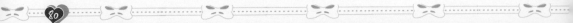

9. 对丈夫过度依赖或苛求丈夫

少数孕妇对妊娠认识不清，怕字当头，什么也不做，家务完全让丈夫做，并苛求丈夫对自己百依百顺。这种过度依赖使孕妇活动量大减，心理上也处于消极、被动状态，对健康有害无益，容易导致身心脆弱，甚至成为难产的重要因素。

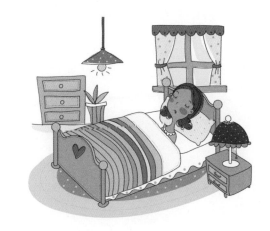

10. 完全禁欲，冷落丈夫

少数孕妇误以为整个孕期都不能进行性生活，因而禁欲，对丈夫的性要求一律拒绝，因而冷落丈夫，久之势必损害夫妻感情。早孕阶段应节制性生活，妊娠晚期应禁止性生活。即使在不该过性生活时，丈夫提出性要求，也不应冷言恶语，采取冷漠的态度，而是耐心说服丈夫并采取非性交等方式与丈夫亲近，不可冷落了丈夫。

11. 自我封闭，不出家门

有些孕妇自认为怀孕后出现蝴蝶斑或大腹便便，变丑了，变笨了，不愿意让别人看见自己这个形象；还有一些孕妇误解为到外面去活动多了会影响体内胎儿，因此，闭门不出，进行自我封闭。这种做法不仅有害孕妇本人的身心健康，也会妨害胎儿，不利于优生。

12. 不当的节食

有些孕妇担心自己分娩后变胖，失去"体型美"，孕期不敢多吃或不吃肉、蛋等营养品，有的甚至比平时吃得还少。这就不能满足胎儿迅速生长发育的需要，对胎儿后天也会造成难以弥补的损害。

13. 营养"过度"

也有一些孕妇片面地认为吃得越好，营养越丰富，对胎儿越有利。所以孕期对饮食采取"多多益善"和"见好就吃"的态度，结果造成体重增加过快，容易引起"巨大胎儿"，不仅给分娩造成困难，也是产后发胖的原因之一。

14. 不节制性生活

妊娠早期及晚期不节制性生活，常是引起流产、早产、宫内感染的诱因。

15. 参加剧烈运动或干重活儿

少数孕妇在孕期仍参加剧烈的体育竞赛活动，或干挑、抬、提、扛等重活儿，这是很危险的，容易引起流产或早产。

16. 懒散

有些孕妇片面理解孕期休息越长越好，很少活动，生活散漫无规律，这不仅对胎儿发育不利，还给正常分娩带来麻烦，使产程延长，滞气增多。

17. 不讲究精神卫生

不少孕妇不注意孕期精神保健，好发脾气，生闲气，或精神苦闷、焦虑、忧愁。殊不知恶劣的情绪不仅直接影响孕妇的饮食和睡眠，有碍健康，还会对胎儿造成有害的影响，不利于优生。

18. 忘记或记错了预产期

有些孕妇不注意记预产期，以为是小事，而小事却常引来大麻烦。由于预产期不清，使产前准备工作受到影响，成为到外地或在旅途中意外分娩的主要原因，对母子健康十分不利。

19. 妊娠晚期远行

个别孕妇接近预产期，仍去外地旅行，这是相当危险的。各地多有在列车或轮船上分娩的报道。在这种毫无准备下分娩，极易发生危险，一定要避免。

第三节 孕期环境氛围的营造

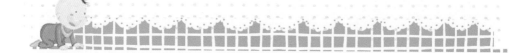

一 孕期环境氛围的意义

孕期孕妇最大的期望莫过于与胎儿形成的灵魂上的整体感。妻子希望丈夫也能与自己保持步调一致。日常生活中无论多么琐碎的事情，只要丈夫用心去做了，妻子就会感受到温馨的安全感。

孕妇所盼望的就是这种平凡而又温馨的幸福。但是，大部分丈夫的想法却与之不尽相同，他们认为只要为妻子购买舒适的孕妇装或胎教书籍就是一个称职的丈夫了。当然，物质上的支持是很重要的。另外，还需要给孕妇一个舒适的居住生活环境，在这样的环境里孕妇会 感觉心情愉快，食欲倍增从而促进腹中的胎儿良好地发育和生长。

二 温馨的幸福氛围如何营造

1. 与妻子进行诚挚的谈话

每天多利用时间倾听妻子的"牢骚"，帮助妻子解除心里的郁闷，同时多给予关怀与鼓励，这样，将使夫妻之间油然而生一种温馨的快乐。

2. 细心留意妻子的"一语双关"

关注妻子的"一语双关"就是指要格外留心妻子说话时真正想要表达的意思。我们可以回忆一下我们的新婚时节。当妻子说道："天啊！垃圾筒已经满了呀！"这时，我相信正处于新婚燕尔的丈夫一定会马上从沙发上站起来去丢垃圾。妻子嘴里说垃圾桶满了，心里真正想表达的意思却是希望丈夫能帮助自己丢垃圾。因此，在妊娠过程中，我们一定要细心留意妻子的"一语双关"。

3. 编排生活即兴娱乐节目

当丈夫忙完一天的工作回到家后，可以抽出一定的时间，为妻子准备一些即兴的娱乐节目，也许是一段笑话，也许是一个小游戏，都将使妻子对你的爱心领神会，因此她会比其他女性更能勇敢地面对各种困难。当然，妊娠期间不能一味地创造这种琐碎而又平凡的幸福，但一个月当中，丈夫至少要为妻子安排一次意外的惊喜，从而让妻子感动万分，以一个好的心情心态面对孕期的生产。

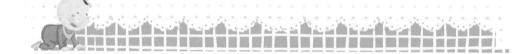

第四节 孕期检查非常重要

怀孕了，作为女性的你一定感到很幸福。不过，可千万别忽视孕期检查。妊娠是一个生理过程，但是，如果受到某些不利因素的影响，也可出现病理现象。通过这些孕期的检查，才能保证妊娠进展更顺利，以及未来小孩的正常成长。

有些孕妇对于产前检查不太重视。有的初诊确定妊娠后就不再按时检查；有的怀孕到五六个月才去医院第二次检查，直到临产再进医院；有的甚至挨到足月时才去医院检查；还有的干脆不作产前检查。这些做法都是不对的，不利于孕妇的身体健康，更不利于对胎儿的监测。正确的做法应该是：妇女怀孕后，整个妊娠期都应按时进行详细而系统的产前检查。

一 孕期检查的好处

（1）发现妊娠并发症，早期治疗。

（2）进行产前诊断，实行优生。对有严重遗传病和胎儿畸形应及时终止妊娠。

（3）晚期妊娠母体容易发生并发症，如妊娠高血压综合征、阴道出血的有关疾病等，通过检查早期发现早期治疗，以保障母儿安全。

1. 孕早期（1～3个月）

确认自己已经怀孕后，除去欣喜和慌乱之外，你应该尽快静下心来了解、积极配合医生做有关的检查。这可是保证小孩健康的第一步。

常规检查：测量血压和体重，是每次产前检查的保留项目；而首次检查这两项的结果，有助于医生掌握孕妇的健康状况，如果以后某次检查孕妇的血压或体重上升得比较快，医生就会有所警觉，并采取相应的方法解决。

第一次到医院检查，一定要空腹。医生会从你的静脉采一小管血，目的是查血型、血色素、Rh因子、肝功能、乙肝表面抗原、甲胎蛋白及梅毒血清，看看有无风疹病毒、血清巨细胞病毒等。

在胎儿3个月左右，医生会借助妇科窥器勘测一下你的阴道、宫颈，看看生殖器官发育是否正常；观察阴道黏膜有没有充血，阴道分泌物的颜色、量是否正常，是否有异味。如果早孕期间有出血现象，千万别对医生保密，这时你需要仔细检查出血的原因，是与阴道、宫颈糜烂有关还是先兆流产，为治疗提供依据。另外，白带检查有助于了解阴道内是否有滴虫、霉菌存在，必要时还要进行衣原体、支原体、淋球菌检查，

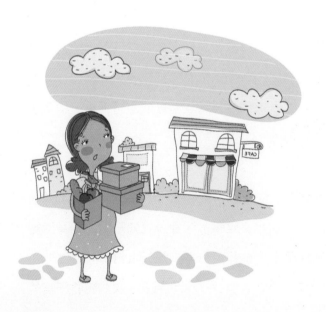

以防这些感染影响胚胎发育，诱发流产。

在怀孕12周左右，你可以借助仪器听到小孩有力的心跳，这就是查胎心，每个孕妇都要做。

如果你是宠物爱好者，在怀孕3个月左右，一定得做一项名为TORCH（弓形虫）的化验，很多哺乳动物都可能传染弓形虫，猫狗是弓形虫最危险的传染源；即便你不饲养小猫小狗，为了保险最好也做这项化验。因为，弓形虫对胎儿有巨大的杀伤力，能引发流产、死胎、新生儿疾病，或出生后有眼、脑、肝脏的病变和畸形。假如不幸被感染，需做进一步的检查，必要时应终止妊娠。

特殊检查：多数妇产科大夫都不主张18周以内的孕妇做B超，尤其是在怀孕12周以内。因为，过多的B超可能是胚胎细胞分裂与人脑成形异常及胎儿骨骼发育不良、畸胎或死胎的"凶手"。但是，如果孕妇在早期出现令人揪心的情况，如阴道流血、突然腹痛，借助B超确定胚胎是否存活，能否继续妊娠，有无异常妊娠像宫外孕或葡萄胎，则是最直接和可靠的手段，积极配合医生的检查是明智的做法。

2. 孕中期（4 ~ 6个月）

对多数孕妇来说，孕中期是最舒服的阶段。身体上的反应基本上消退，食欲逐渐好起来，身上恢复了原有的力气，也不用担心遭遇流产了。不过，这个时候千万不要以为身体检查可有可无，随意拉长两次检查的间隔，或干脆两次并作一次。

常规检查：胎龄越大，超声波对胎儿的影响越小。因此正常情况下，女性在20周后做第一次B超。它能准确地诊断胎儿是否畸形、观察脏器的活动状态；对那些被高度怀疑的胎儿，像无脑儿、脑积水、神经管畸形中的脑脊膜膨出、脐带异常、消化道异常、连体畸形、小头畸形等，能很快给出"答案"。

怀孕中期，孕妇对尿液的检查应持之以恒，一个月至少一次。随着子宫的一天天增大，膀胱、直肠、输尿管受到压迫，尿液排出不畅，发生潴留，很容易有细菌生长、繁殖。这时的泌尿系统特别脆弱，容易感染疾病。经常检查尿液，能依据尿中出现的蛋白、红细胞、脓细胞等，诊断出体内有哪些不正常的症状（发热、腰痛、尿痛、排尿次数增多），很可能是尿路感染。另外，要是有不适的感觉或尿液指标异常，对肾脏的检查不能疏忽，理由是妊娠中毒性肾脏病在年轻初产妇和高龄初产妇中发病都比较普遍，这是对孕妇危害很严重的一种疾病，应及时发现、及早治疗。

骨盆的大小是孕妇能否自然分娩的关键。在怀孕6个月左右，医生会用骨盆仪测量骨盆的入口、出口和直径的尺寸，获得有关产道的信息。这项测量对初产妇尤其重要。不过，骨盆狭小并不等于一定要剖宫产，这要看婴儿的大小、尤其是头部的大小。

测量血压是每次检查的保留项目，检查孕妇有无高血压、低血压。如血压升高，有妊娠中毒症的危险，医生会采取措施以及时防治妊娠高血压综合征。

特殊检查：怀孕中期发生阴道流血现象，这可能是胎盘前置或胎盘早剥，应立即请医生进行检查。如果孕妇的腹部在一段时间内增大的幅度超出了正常的增长速度，最好借助B超或其他手段弄明白是羊水过多、多胎妊娠，还是胎儿畸形。

一些孕妇在胎儿6个月左右，腿、脚有明显的水肿现象，这是一个不太好的信号，尿检必不可少。如果尿中出现蛋白，血压开始升高，则表明孕妇患有妊娠中毒症。必须卧床休息，严密监测水肿、蛋白尿发展情况以及肾功能，适当限制饮水量和食盐。

如果孕妇的头疼、头晕从怀孕初期延续到5个月以后，同时伴有眼花、耳鸣、心悸等症状，应时常测量血压，警惕妊娠高血压综合征的发生。同时有效控制血压，避免胎盘血管破裂和胎盘早剥。

怀孕中期，孕妇对腹痛一定要特别警觉，因为这可能是不祥的征兆，如果腹痛逐渐加重，伴有头晕、心慌、恶心、呕吐、四肢冰冷等现象，胎动感减少甚至消失，或者与平时异样，要马上去医院，绝对不能耽搁。

假如孕妇的牙齿不太好，希望治疗，最好选择妊娠中期，原因是早期（1～3月）治疗有可能引起流产；后期（7～9月）胎儿发育进入关键时期，许多药物以及麻醉又不能使用。

3. 孕晚期（7～9个月）

越到临产，检查越频繁，大约一周一次。这时孕妇的心要细致再细致，密切观察，随时注意自己的身体有什么变化。

常规检查：这个阶段孕妇一般要做两次B超，分别被安排在怀孕第34周和第37～38周。目的是监测羊水量、胎盘位置、胎盘成熟度及胎儿有无畸形，了解胎儿发育与孕周是否相符，最后一次B超检查将为确定生产的方式提供可靠的依据。

从怀孕第37周开始，孕妇每周要做一次胎心监护，借助仪器记录下瞬间的胎儿心率的变化，这是了解胎动、宫缩时胎心反应的依据，同时可以推测出宫内胎儿有无缺氧。如果孕妇有合并症或并发症，最好从怀孕第28～30周开始做胎心监护。

在提供了静脉血、指血之后，孕妇还得贡献出一点耳血，以检测其体内激素水平是否在正常范围内，从而间接地了解胎盘功能是否正常。

确认胎位是临产前很重要的一项检查，医生会告诉你胎儿是头位（头先露）、臀位（臀先露），或属于其他异常胎位。这是确定孕妇自然分娩还是手术助产的重要依据。临产前，孕妇还要做一次全面的检查，了解有关生产的知识，为小孩的顺利来到人间做好"铺垫"。

特殊检查：在38周以前，阴道有流水现象，哪怕是一点点的水也不正常，这说明羊膜破裂羊水流出，就是俗称的"早破水"。通常，"早破水"后胎儿在12～24小时左右就会出生。如果阴道断断续续地有少量的水流出，持续几天或更长时间，胎儿在失去了完整的羊膜保护的状态下，受感染机会较多，脐带也容易脱垂，死亡率较高。所以，一旦出现这种情况，要平躺并立即上医院。

孕妇对胎动异常要特别警觉。一般从怀孕第28周开始数胎动，直至分娩。正常状态下，12小时胎动应在20次以上。假如少于这个数目，或晚上1小时的胎动数少于3次，表明胎儿可能会有"情况"；12小时胎动数少于10次，或晚上1小时内无胎动，表明胎儿在子宫内有可能缺氧；在最初感觉缺氧时，小宝贝会在妈妈子宫里拼命挣扎，胎动数剧烈上升，随着缺氧的继续，胎儿活动强度明显变得越来越弱，数量越来越少。这些都是危险的信号，无论出现哪种症状，都应立即去医院检查。

三 孕妇自我监护

孕妇除定期到医院检查外，为了保证母婴安全，孕妇还要学会自我监护胎儿在宫内的情况。方法如下：

（1）听胎心：自妊娠五个月以后，特别是晚期妊娠，丈夫用听筒或胎心听诊器等，根据怀孕月份及不同胎位，在妻子腹部寻找胎心音。胎心音如钟表的嘀嗒声，速度较快，正常每分钟为120～160次，过快过慢或快慢不均都属不正常，尤其过慢说明缺氧严重，应及时到医院就诊。

（2）数胎动：胎动是胎儿健康的标志，胎动消失比胎心音消失要早12～24小时，因此，当胎动异常时，及时到医院检查处理。正常胎儿胎动1小时3～5次，12小时少于20次说明胎儿缺氧，少于10次则胎儿严重缺氧。如果胎动突然明显增快，也是胎儿缺氧的表现，应及时到医院检查。感到胎动后，

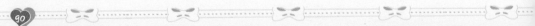

应每天测胎动数。计算胎动的方法是：每天固定在早、中、晚饭后测定一次，一次持续测1小时，把3次胎动数加在一起，再乘以4，就是12小时的胎动数，注意每天测的胎心和胎动情况，做好记录，以便对照，如果突然变化很大，应到医院检查。一般临近预产期，胎动次数可能略有减少，但仍应在正常范围内。

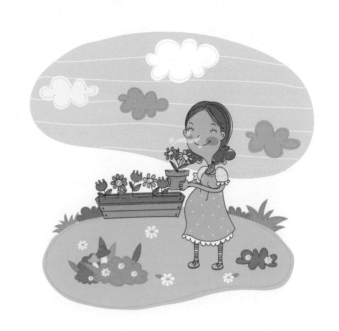

（3）乳头的护理：护理乳头最好在妊娠24周左右开始进行，孕妇可每天用毛巾蘸湿清水，反复擦洗乳头。若平坦或内陷的乳头，最好在妊娠17周左右开始进行轻拉纠正，每天1~2次。方法：一是用双手十指置于乳头两侧，分别向外牵扯拉乳晕皮肤及其下面的组织，重复20次；二是用双手十指置于乳头的上下方，分别向外牵拉乳晕皮肤及其下面的组织，重复20次。

四 孕妇应该知道的相关知识

（1）妊娠全过程：系指从末次月经第一天算起至胎儿娩出，共280天；

（2）妊娠月：4周为一个妊娠月；

（3）推算预产期：从末次月经第一天起，月份减3或加9，日数加7（农历加14）；

（4）妊娠早期：孕12周末以前；

（5）妊娠中期：孕13～27周末；

（6）妊娠晚期：孕28周及以后；

（7）足月妊娠：妊娠满37周至不满42足周（259～293天）；

（8）妊娠反应出现时间：停经6周前后开始；

（9）孕期体重增加范围：体重每周增加不超过0.5千克，整个孕期体重增加12千克左右；

（10）自然胎动出现时间：妊娠16～20周开始；

（11）胎动最频繁时间：妊娠28～38周；

（12）胎动正常次数：每12小时不少于30次；

（13）听到胎心音的时间：妊娠18～20周后；

（14）胎心音正常次数：每分钟120～160次；

（15）首次产前检查时间：停经后3个月内；

（16）产前检查间隔时间：从孕12周开始定期产前检查；

（17）早产发生时间：妊娠满28周至满37周前（196～258天）；

（18）药物流产适宜时间：停经后49天内。

（19）胎儿在母体内生长时间：40周，即280天。

第五节 孕期用药

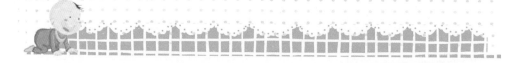

许多人在怀孕中还是会生病，如肠胃炎、感冒、皮肤病等等，生病的时候还是得服用药物，而且常是多种药物。国外有统计指出，90%的孕妇仍会使用药物，大多数药物会经过胎盘进入胎儿体内，而胎盘并不能起到全部屏障作用，因此孕期用药应有所注意，不可滥用，以免在治疗母体疾病时造成对胎儿的不良影响。

一 妊娠各期用药对胎儿发育的影响

（1）妊娠早期：用药不当可引起胎儿畸形。妊娠早期是致畸敏感期，药物是化学性物质，如有致畸性药物应避免使用。

用药时的胎龄、药物的性质及毒性强弱、用药的剂量、途径（口服或注射等）、用药的方法（连续或间隔等）均会影响致畸。因此，在母体生病必须用药治疗时，应选择作用相同但毒性小的药物、采用毒性弱的给药途径（如口服弱于注射）、药物剂量小些、间隔用药、及时停药等均可减少致畸性。

用药应在医生指导下，不可滥用，以免造成对妊娠的不良影响。有病不治的不良影响时常大于用药，因此也不可因噎废食，贻误疾病的及时治疗。

（2）妊娠中期：胎儿器官功能发育较快，如听神经、视神经的发育等。用药不当可损伤神经功能，如造成耳聋等，故孕中期用药同样应当谨慎。

（3）妊娠晚期：用药不当有时会影响胎儿生后健康，如发生核黄疸或抑制生后呼吸等。

二 孕期不宜接种疫苗

没有确切的资料表明，哪一种药物对胎儿来说是绝对安全的。胎儿期是细胞分化、组织器官发育迅速的时期，很容易受到药物等外界因素的影响。尤其是妊娠头3个月内，小孩的重要器官都是在这个时期内形成的，药物致畸的可能性就更大。

即使是像维生素、叶酸等营养类药物，也应在医生的指导下使用，因为过量服用有可能出现中毒现象。例如，妊娠期大量服用维生素D，可致胎儿的高钙血症和智力低下；大剂量补充维生素A，可在妊娠早期造成胎儿畸形流产。

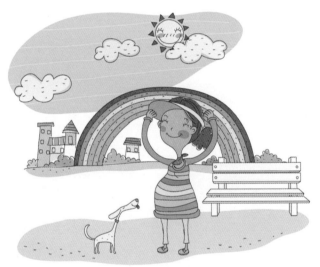

活疫苗有直接感染胎儿的可能。虽然死疫苗无传染力，但可引起发热、头痛、无力等全身反应，从而诱发子宫收缩，可增加流产、早产的危险。即使用来预防麻疹及传染性肝炎的胎盘球蛋白，有时可发生过敏反应，所以为避免患上传染病而接种疫苗，对孕妇来说也是不适宜的。

三 孕妇应知道的药物知识

临床上依照危害程度将药物分成五级，包括A、B、C、D、X级五种。"A级"表示对人类胎儿没有影响；"B级"表示对动物可能有影响，但对人类没有影响；"C级"表示对动物有影响，但人类的影响尚不清楚；"D级"对人类有影响，但是如果用药之后的好处比对胎儿的伤害大时，仍然可用，例如许多治疗癫痫的药物，孕妇有癫痫时非用此类药物不可，抗甲状腺素的药物也是如此；"X级"是确定对人类有影响，而且超过任何可能带来的好处，所以不能使用。完全不能用于孕期的药物，如一些抗癌的药、一些精神科用药、安眠药等等。所以在选择用药的时候，必须考量是哪一种类型的药及药名，而且要加以纪录，并先告知医师自己怀孕，或于怀孕后与妇产科医师说明自己的用药情形。

第六节 高龄孕产妇的孕期保健

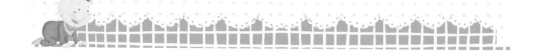

一 高龄女性怀孕前须做检查

高龄女性怀孕比适龄女性要麻烦一些，有可能遇到不孕及流产等问题。造成流产的常见因素排除环境因素外，不外乎遗传因素、生殖器官畸形或疾病、感染、内分泌因素、免疫因素等。因此建议，30岁以后准备当妈妈，应做下面的检查：

（1）内分泌方面：可抽血查甲状腺功能、血糖、性激素检查。

（2）免疫方面：可抽血查抗精子抗体、抗卵磷脂抗体、抗子宫内膜抗体、狼疮因子等。

（3）遗传方面：可抽血检查染色体、血型、基因、唐氏综合征分析。

（4）生殖器方面：可以做B超了解子宫体、子宫颈、卵巢、输卵管的情况。

（5）感染方面：须做白带和血液检查，以排除滴虫、霉菌、HPV、支原体、风疹病毒、巨细胞病毒感染；

（6）环境方面：可做微量元素检测或对有异味的环境进行检测。

另外，建议在准备怀孕的至少3个月开始口服叶酸片，每天0.4毫克，远离茶、酒、烟、咖啡等，并坚持每天适当的锻炼。男性也要同时一起锻炼，提高身体素质以确保精子的质量。

二 高龄孕妇孕晚期可进行的锻炼

1. 散步

时间：以清晨散步为佳。清晨空气清新，空气中含氧量高，有利于母亲健康和胎儿的生长发育。当然，晚饭后散步亦可，这样也有帮助消化和促进新陈代谢的作用。

地点：以树木花草多、空气新鲜、人员稀少之地为佳。如无此条件，可选择远离车辆、公路，较为开阔处进行。

人员：最好选择家人陪同，如一人独自散步则不要走得太远，不要去没有人的地方散步。

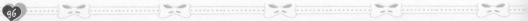

距离：以不觉得劳累为原则，一般来说，时间不超过1小时为宜。

2. 做广播体操

这也是比较适宜孕妇进行的锻炼，但孕晚期有其特殊性。因孕晚期不断增大的腹部和有些浮肿的脚部使得弯腰、踢腿、跳跃的动作进行起来相当的困难，这时应着重于活动四肢、关节、颈部、头部、腰部等。时间不宜过长，强度不宜过大，微微出汗即可。

3. 高龄孕产妇应消除顾虑，放松心态

尽管推迟怀孕或高龄怀孕不如人们想象的那么危险，但高龄孕产妇要生下健康的小小孩，必须更加精心地呵护自己和胎儿，一定要注意身体的健康，最好定期去看妇产科医生。

由于高龄产妇的宫颈一般比较坚韧，开宫口慢，自然生产困难，所以剖宫产在高龄产妇中更加普遍，但同时也让不少女性担心。其实随着医学技术的发展，剖宫产手术已比以前有了很大的提高。不但麻醉方法已从以前单一的全身麻醉发展到现在的联合麻醉，使病人减少了痛苦，而且手术时间也由以前的1~2小时缩短到现在的几十分钟。因此，进行剖宫产的高龄产妇不需要太多顾虑。

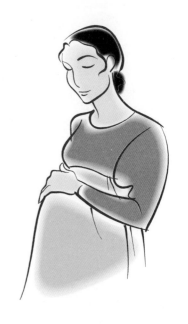

对于高龄产妇来说，最可怕的就是生育一个有残疾的婴儿。的确，母亲的高龄会增加婴儿先天性缺陷和无法存活的可能性，但幸运的是，胎儿期诊断的技术正在提高。现在医生们已经可以在怀孕前8个月及时发现许多引起先

天性缺陷的遗传异常。有些情况下，可以在出生前或分娩后进行及时治疗。

三 高龄孕妇孕期保健要点

1. 孕早期（1 ~ 12 周）保健要点

（1）日常要少食多餐。饮食要以清淡富有营养的食品为主。呕吐后仍应坚持进食。

（2）避免对胚胎影响的因素。不到拥挤的公共场所，避免病毒感染；不接触猫狗，不吃未经煮熟的鱼、肉类；避免接触放射线、有毒有害物质；慎用药物，不抽烟、不喝酒。

（3）注意休息，避免重体力劳动。切忌性生活，以免发生流产。

（4）出现发热、阴道见红、剧烈呕吐、腹痛等异常情况，应马上到医院检查。若有下列情况，请立即到产前检查医院进行产前咨询： 年龄≥35岁；不良生育史；遗传病家族史；有严重内外科疾病史。

2. 孕中期（13 ~ 27 周）保健要点

（1）注意补充营养，保证各种营养素的摄入。每日膳食中应注意粗细粮搭配、荤素菜搭配，要做到早餐吃得好，中餐吃得饱，晚餐吃得少。

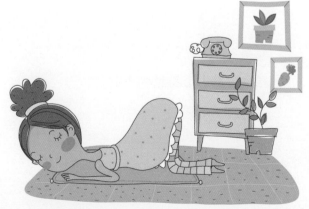

（2）保持情绪平静，精神愉快。

（3）衣着宽大舒适；乳房要用宽松的乳罩托起；穿坡跟鞋和注意个人卫生。

（4）做好胎教。和丈夫一起对小孩开始胎教，保持良好状态。

（5）产前检查，每周1次，并参加孕妇学校学习。

（6）预防贫血，从孕20周起每天服用铁剂。

（7）适当户外活动，孕妇可做孕妇体操来锻炼身体。

3. 孕晚期（28周后）保健要点

（1）产前检查：28～36周每两星期1次，36周后每周1次。如发现异常情况，应随时去医院检查。

（2）坐立要注意姿势，背要直，腰部收紧。提取东西时，不可弯腰，应压膝取物。

（3）要有充足的睡眠，每天8～9小时，采用左侧卧位，以增加子宫、胎盘的血流量，有利于胎儿生长发育。起床时，先侧身，再用手帮助用力支起上身。

（4）注意个人卫生，勤换衣裤，勤洗澡，避免盆浴。

（5）禁性生活，以免发生早产和感染。

（6）每天定时测好胎动。胎动的计数：胎动是胎儿在母体内安危的重要标志，孕30周开始白天晚上6～10点之间数胎动1小时，每小时胎动次数≥3次为正常。如有下列症状，请立即去医院检查：不能消除的严重头痛；出现视力模糊；严重而持续的胃痛；阴道出血；严重、频繁的呕吐；体温38℃以上；胎动减少或消失。

四 高龄产妇不可忽视的几个方面

一般来说，女性最佳的生育年龄是24～29岁，而对于超过了最佳年龄的高龄妈妈无疑会面对更大的生育风险：流产、胎儿发育不良甚至畸形、妊娠合并症多、难产等等。其实，这些都是有科学道理的。

随着年龄的增加，女性的生殖能力逐年下降，免疫力也随之减弱，高龄孕妇的流产率明显增加。由于卵巢随着年龄增长逐渐衰老蜕变，所产生的卵子也自然老化、蜕变，染色体畸变机会增多，因此畸形和痴呆儿的发生率也很高，比如唐氏综合征（先天性愚型）。

面对种种的风险和伤害，不要过于担心，可以通过更好的护理和定期的检测来进行母胎监护和必要的防治措施，高龄孕妇也能孕育出健康聪明的小孩。

（1）定期做各项产检。在怀孕初期，孕妇都要接受一个详细的产前健康检项目，而对于高龄产妇来说，除了必备的一般产前健康检查等各类项目之外，还有一些专门针对高龄产妇所需要额外进行的特别项目。在这里，专家向高龄孕妇们推荐四大必选的检查：胎儿颈部透明带、母血唐氏症筛查、羊膜腔穿刺、绒毛膜取样。只有定期作各项检查，才可能通过科学的仪器及时发现胎儿的发育异常以及孕妇的身体变化。

（2）日常饮食。应以高蛋白、低脂肪、性温和的食物为宜。尤其是高龄孕妇要降低胆固醇的摄取量、减少孕期多余热量摄取。所以要拒绝甜品，像巧克力、水果糖、可乐等高甜度的食物，因为高龄产妇比普通孕妇更容易患上糖尿病。像茶、酒、烟、咖啡以及含酒精和咖啡因的食品都不适宜，这些食物容易引起流产或者早产。建议孕妇的平衡饮食有：每日从肉类、鱼、蛋摄取的高蛋白质，从面、米摄取碳水化合物，从新鲜的水果、蔬菜摄取维生素，还应该从鱼油、坚果、绿色蔬菜中获得不饱和脂肪酸。

（3）药物的使用。任何孕妇最好是远离药物，高龄孕妇对于药物的使用

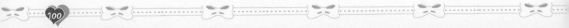

要格外小心，不可随意使用安眠药、镇静剂、抗痉挛药、抗生素或荷尔蒙药剂等。除非是医生为了病情而配给的。

（4）外出的安全。除了在饮食和药物方面加以注意以外，孕妇出行也是要格外小心的。在怀孕初中期，很多妈妈还是要到单位上班的，但是对于高龄孕妈妈就要格外注意孕早期的保护，要在家好好安胎，多多躺卧休息。最好不要随意外出，更不要采用自行车、公交车等方式出行，也不要去人群拥挤、空气污浊的公共场所。

（5）运动要注意安全。骨盆腔里包含女性重要的生殖器官，同样也会随着孕产妇的年龄而老化，所以在妊娠期间要特别保护。建议：高龄孕妇在妊娠期不要提重物，不能过度劳累，不要做激烈运动，也要避免有任何压迫到腹部的举动。当然，提醒孕妇注意行动安全，不是杜绝运动，而是指要进行安全适合的运动，例如散步等。

五 高龄初产妇女产前注意事项

现在医学上把年龄超过35岁才第一次分娩的叫高龄初产。由于年龄过大的原因，先天愚型和畸形等先天异常的发病率要相对高一些，但80%～90%的高龄初产还是会生出健康的新生儿。另一方面，产道和会阴、骨盆的关节变硬了，会造成分娩时间延长，而且还容易引起高血压和糖尿病等妊娠合并症。此外，对产后的育儿工作也会感觉到体力方面的负担。

针对高龄产妇，专家给出建议：

（1）因年龄关系容易疲劳，要充分休息和睡眠。

（2）保持心情舒畅，情绪稳定，适时做好胎教，如听优美的音乐，抚摸胎儿和丈夫一起给胎儿说话、讲故事，给予胎儿早期的良性刺激和训练，促进胎儿身心健康发育。

（3）摄取均衡的营养，注意食盐的摄取量，预防妊娠中毒症。

（4）定期健康检查必不可少，做到早期预防，早期诊断，早期治疗。比如在孕早期应及时做产前筛查或产前诊断，在孕晚期应遵医嘱增加产科检查的次数等。

（5）参加孕期训练班的课程，通过知识的传授使孕妇在产前就对分娩过程做好心理和生理的准备，通过呼吸和放松训练，掌握分娩技巧和减轻疼痛的技巧；另一方面掌握有关产后护理、新生儿照顾和护理的技巧，从而充满信心地迎接小生命的到来。此外，还设有孕妇体操，可增加身体的弹性，促进产后体形的恢复。

（6）到设备完善、条件好的医院分娩。

六　高龄妈妈产后调养须知

高龄产妇经过十月怀胎，身体消耗很大，再加上难以承受分娩所带来的创伤，普遍存在身体恢复慢的问题，不少高龄产妇产后都要经历慢性咳嗽、便秘、糖尿病和抑郁症这四重难关的考验。所以，高龄产妇的产后护理和调养就显得尤为重要，调养宜温补，不宜大补。

1. 产后 42 天都要静养

高龄孕妇产后首先要注意的就是静养。不仅是刚生完头几天要静养，在整个产褥期（产后42天）都要在安静、空气流通的地方静养，不宜过早负重及操劳家务。

高龄孕妇中有60%都是剖宫产，手术后的第一天一定要卧床休息。在手术6小时后，应该多翻身，这样可以促进瘀血的下排，同时减少感染，防止发生盆腔静脉血栓炎和下肢静脉血栓炎。产妇刚分娩之后，体内的凝血因子一般会增加，以促进子宫收缩和恢复，也能起到止血的作用。但如果老躺着不动，容易引起血流缓慢，会导致血栓形成，从而造成下肢坏死和盆腔供血障碍。

在手术24小时后，产妇可下床活动，在48～72小时后，孕妇还可以走得更多一些。这样可促进肠蠕动，减少肠黏连、便秘及尿潴留的发生。当然，到底慢走多久才算合适，还是要根据产妇的身体状况来进行调整。

2. 年龄越大越易产后抑郁

从临床上来看，孕妇年龄越大，产后忧郁症的发病率越高，这可能与产后体内激素变化有关。从很多病例来看，很多产后抑郁症病例在产前就已经有先兆，如常常莫名哭泣、情绪低落等，这时家人一定要多加安慰，安抚孕妇情绪。

高龄孕妇患妊娠期糖尿病以及妊娠期高血压的概率比年轻孕妇高很多。虽然一般来说，妊娠期糖尿病会随着妊娠期的结束而终止，但国外有研究表明，有过妊娠期糖尿病史的妇女若干年后半数会患上糖尿病。有人建议，这些妇女应该在分娩后定期随诊，监控病情发展，防止发展成糖尿病，尤其是那些有糖尿病家族病史的孕妇就更应注意防范。

3. 谨防慢性咳嗽和便秘

对于顺产的高龄产妇来说，一旦出现慢性咳嗽和便秘，一定要及时治疗。原因在于产后盆腔韧带松弛、盆底肌肉受伤，咳嗽时用力，会造成子宫托垂、膀胱膨出及直肠膨出，严重时甚至会小便失禁，也不利于盆底肌肉的恢复。比较好的办法是坚持做保健操，包括吸气、屏气、缩肛运动。

孕期孕妇体液都会增加，产后部分体液会随着大小便及汗液排出，这时应勤加擦洗。另外，产妇产后出汗较多，易感染病毒及细菌，不仅可淋浴，还应勤洗澡，勤换衣服，勤通风。但高龄孕妇产后体质较弱，抵抗力差，洗浴通风的同时要谨防感冒。

4. 产后宜温补不宜大补

高龄孕妇产后都很虚弱，一定要吃些补血的食物，但不能吃红参等大补之物，以防虚不受补。比较适合的是桂圆、乌鸡等温补之物。此外，要补充蛋白质。蛋白质可以促进伤口愈合，牛奶、鸡蛋、海鲜等动物蛋白和黄豆等植物蛋白都应该多吃。对于所怀小孩个头大的产妇，由于子宫增大压迫下肢静脉，容易引起痔疮，所以还应多吃水果蔬菜。总体说来，产妇的饮食宜清淡可口、易于消化吸收，且富有营养及足够的热量和水分。

而对于高龄孕妇们来说，由于身体和子宫的恢复都会更慢，短期内不宜再怀孕，所以更需要做好避孕措施。

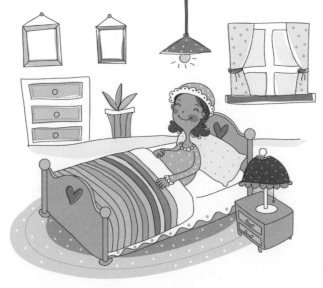

第五章

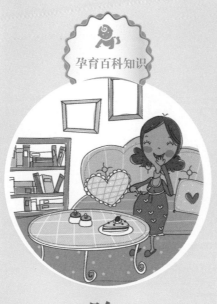

孕育百科知识

胎教艺术

胎儿具有惊人的能力，为开发这一能力而施行胎儿教育，近年愈来愈引起人们的关注。美国著名的医学专家托马斯的研究结果表明，胎儿在6个月时，大脑细胞的数目已接近成人，各种感觉器官也趋于完善，对母体内外的刺激能做出一定的反应。这就给胎教的实施提供了有力的科学依据。

第一节 认识胎教

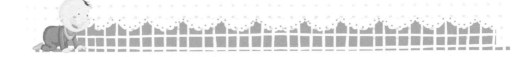

一 胎教的概念

胎教集优生、优育、优教于一身，是一门实用性很强的科学。胎教一词源于我国古代。古人认为，胎儿在母体中能够感受孕妇情绪、言行的感化，所以孕妇必须谨守礼仪，给胎儿以良好的影响，名为胎教。《大戴礼记·保傅》："古者胎教，王后腹之七月，而就宴室。"《列女传》中记载太任怀周文王时讲究胎教的事例，一直被奉为胎教典范。随着医学技术的发展，为胎儿生理功能及新生儿行为能力的检查提供了科学的方法，使胎教有了理论上的根据和方法上的指导，从而逐渐为人们认识和信服，并广泛应用于实践中。

胎教有广义和狭义之分。狭义的胎教，主要是指直接对胎儿所施行的各种教育（刺激）。即从胎龄 5 个月（胎儿有了听力）开始，对胎儿实施定期、定时的声音和触摸刺激（包括给胎儿播放胎教音乐磁带，父母给胎儿讲话、唱歌、讲故事、朗诵诗词及父母的抚摸和拍打刺激），以促进胎儿正常、健康地发育，为出生后大脑和智力开发奠定良好的基础。

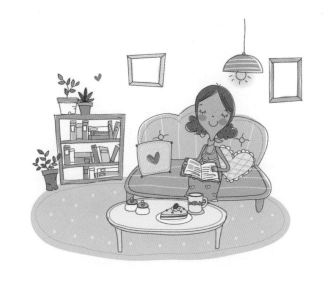

广义的胎教，除了上面所述的直接对胎儿的教育之外，还包括在怀孕前后，为保证生一个健康、聪明的小孩所采取的各种措施。如选择合适的怀孕时机、加强怀孕后的营养、创造优美的生活环境、保持愉快轻松的情绪、追求高尚的精神生活等等。

二 胎教对婴儿的影响

胎教是从胎儿时期即从母亲的腹中就开始对胎儿进行的教育和训练。具体地说，是通过控制和调节母亲腹内外环境，保持良好的心理卫生和精神情绪，使胎儿的身心得到健康的发展，特别是胎儿的智能和精神情绪，使胎儿的身心得到健康的发展，胎儿的智力得以早期开发。一般而言，接受过胎教的小孩，智力发育水平较高。"神童"中，不少人就受过很好的胎教。

在我国古代，早有胎教之说。相传孟子之母亲曾说过："吾怀孕是子，席不正不坐，割不正不食，胎教之也。"在《源经训诂》里有"目不视恶色，耳不听淫声，口不出乱言，不食邪味，常行忠孝友爱、兹良之事，则生子聪明，才智德贤过人也"的说法。传说中的后稷母亲姜源氏怀孕后，十分注重胎教，在整个怀孕期间保持着"性情恬静，为人和善，喜好稼墙，常涉足郊野，观赏植物，细听虫鸣，迩云退思，背风而倚"，因此出生后的后稷成为我国农业上最有成就的始祖。

据美国著名心理学家布卢姆对千余儿童多年的研究，最后得出的结论是：人的智力的获得，50%在4岁以前，余下的30%是在4~8岁之间获得的，另20%是在8岁以后完成的。4岁以前完成50%，应该包括胎教在内。现代科学的发展，证明在妊娠期间对胎儿反复良性刺激，对促进人类智商的提高是至关重要的。

三 受过胎教小孩，出生后会有诸多好处

目前，胎教已渐渐受到社会重视，音乐胎教、语言胎教、抚摸胎教、饮食胎教、优境胎教等也渐渐被人们认识和运用。如果在妈妈腹中受过胎教，小孩出生后会有很多好处。

1. 护理轻松

受过胎教的小孩，若在睡前播放胎教音乐或母亲哼唱催眠曲，就能很快入睡，容易养成规律的昼夜生活规律，使父母得到较充分休息。每当听到母亲说话声、脚步声或摆弄食具的响声就能停哭。

而一些未经过胎教的婴儿经常哭闹难哄，夜间哭闹频繁。另外，经常爱哭的婴儿，性格常常比较古怪，上学后可能成为过于爱动和不守纪律的学生。

2. 较早与人交往

受过胎教的小孩出生后2~3天，就会用小嘴张合同大人"对话"，模仿大人吐舌、咂舌、张口等面部表情，能自己找到乳头，较早学会逗笑，2个多

月就认识父母（未受过胎教的婴儿一般要满3个月后才认识父母），3个月会做藏猫猫的游戏（未受过胎教的婴儿一般要到4～5个月才会），3个多月就能听懂自已的名字（未受过胎教的婴儿一般要到6～7个月才行）。

3. 较早学会发音

受过胎教的婴儿满月之前会发出除啼哭以外的发声，2个月会发几个元音，4个月会发几个辅音，5～6个月发出的声音可以表达一定的意思，使母亲明白小孩是饿了还是要大小便，母亲照料起来更方便。

4. 较早理解语言

胎教使婴儿较早理解语言和较早学会同人交往，会用姿势表示愿望，较早理解别人的表情，会"察颜观色"，显得特别灵活可爱。

5. 较早学会口头表达

受过胎教的小孩认字、听课、唱歌、游戏与人交往等能力均较强。

但是要注意，如果受过胎教的婴儿出生后不继续给以发音和认物训练，胎教的影响在6～7个月时会消失。

四 胎教益于优生

普天下父母都希望自己的小孩聪明、漂亮、活泼。特别是在社会飞速发展的今天，更希望自己的小孩智力超群、才能出众，以便在将来激烈的竞争中立于不败之地。而人才的培养不是短时间内所能完成的，必须从胎儿做起。为开发胎儿这一能力而施行的胎教，愈来愈引起人们的关注。

婴儿出生前形成的大脑旧皮质，是出生后形成的大脑新皮质的基础，只有在大脑旧皮质良好的基础之上才能使大脑新皮质得到更好的发育，以达到超常的智商水平，发挥其非凡的才能。现代科学的发展已证明，胎儿不仅具有视觉、听觉、活动和记忆能力，而且能够感受母亲的情绪变化。在妊娠期间，

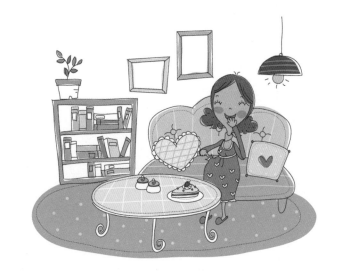

采取适当的方法和手段，有规律地对胎儿的听觉和触觉实施良性刺激，通过神经系统传递到大脑，可促进胎儿大脑皮质得到良好的发育，不断开发潜在能力，使一个优秀人才所具备的丰富想象力、深刻洞察力、良好记忆力、敏捷的思维能力和动手能力等在胎儿期通过胎教得到潜在的培养。古今中外大量事实也表明，胎教对促进人类智商的提高是至关重要的。为此，许多国家在胎教方面都做了大量研究，并成立了胎儿大学或胎教指导中心，推广普及胎教知识，以培养更多的早慧儿童。

五 丈夫如何参与胎教

　　在妻子怀孕时，丈夫应与妻子一道对胎儿进行胎教。最简单的方法是坚持每天对子宫内的胎儿讲话。声学研究表明，胎儿在子宫内最适宜听中、低频调的声音，而男性的说话声音正是以中、低频调为主。因此，丈夫坚持每天对子宫内的胎儿讲话，让胎儿熟悉父亲的声音，这种方法能够唤起胎儿最积极的反应，有益于胎儿出生后的智力及情绪稳定。

研究发现，没有经过胎教的新生儿，对不熟悉的女性逗乐也会表现出微笑，而父亲逗乐则反而会哭。这正是小孩从胎儿期到出生后的一段时间里，对男性的声音不熟悉所造成的。为了消除小孩对男性包括对父亲的不信任感，妊娠5个月后父亲应对胎儿讲话。应用平静的语调开始，随着对话内容的展开再逐渐提高声音。

父亲在开始和结束对胎儿讲话的时候，都应该常规地用抚慰及能够促使胎儿形成自我意识的语言对胎儿讲话。

开场白可以是这样："乖宝贝，我是你的爸爸，我叫xxx，我会天天和你讲话，我会告诉你外界一切美好的事情。"父亲应将每天讲授的话题构思好，最好在当天的"胎教日记"中拟定一篇小小的讲话稿，稿子的内容可以是一首纯真的儿歌、一首内容浅显的古诗、一段优美动人的小故事，也可以谈自己的工作及对周围事物的认识，描述出人间的真、善、美。用诗一般的语言，童话一般的意境，还可以是生活中的理想等等。如此集思广益、博采众长的教学内容，定能智慧两代人。对话结束时，要对胎儿给予鼓励："宝贝很乖，学习认真，你是一个聪明的小孩，今天就学习到这儿，再见！"

美国佛罗里达州的爱温夫妇进行胎教的实验证明：只要父亲一开口讲话，胎儿就以动一下表示反应，十分有趣。所以，父亲可尽情地说，因为人的大脑一生（包括胎儿时期）可以储存1000万亿个信息单位。

六　良好的胎教需要做到以下十条

（1）男、女双方来自不同的家庭环境和背景，两人一定要对新生命的来临有共识和周全的准备。

（2）了解双方家庭中每一份子的心情，因为婚姻不是个人的事，更何况是孕育下一代。

（3）均衡营养的饮食。

（4）在安静、舒适的环境中受孕；放松自己、且灯光布置要柔和，制造幸福的气氛。

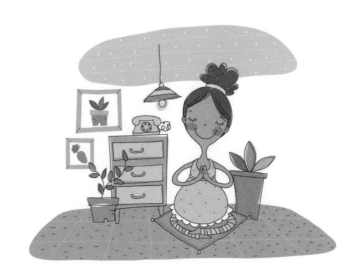

（5）保持愉快、平稳的情绪，在家人的祝福和关怀中享受将成为母亲的幸福。

（6）有规律生活，避免感冒。

（7）听音乐：胎儿在五至七个月时听觉和发育正成长中，音乐有助于心智发展。

（8）胎谈：用爱关心胎儿，和他谈话、打招呼、看树、看花，并且告诉胎儿今天是几月几日等等。

（9）适度的运动可促进血液循环，提供胎儿适当的营养和健康成长的气氛，对脑部发育成长十分有效。

（10）建立属于母体与胎儿的母子理想国，学习庭园盆景，或学习黏土制作，捏塑一个想象中的小孩的脸庞，或带着胎儿一同欣赏美的事物等。

七 实施胎教的注意事项

年轻的父母之所以关注胎教，是出于对后代的责任感。他们意识到此生只有一次养育子女的机会，因此"只能成功，不能失败"。这使他们愿意接受胎教、早教，但也往往容易出现操之过急、过度等情况。因此，实施胎教的时候一定注意以下几方面：

1. 科学的态度、正确的目的

常常听到一些父母抱怨："我们当初积极胎教，又是唱歌又是听音乐，忙活了半天也没有生出个神童来。"言语之间对胎教颇感失望。

家长们一定要知道，胎教是在优孕受孕和优生养胎的基础上，通过母亲对胎儿身心发展提供的良好影响，而对小孩的成长发育起促进作用，是集优生、优育、优教于一体的一门实用科学，但不是创造神话。

尽管现代医学为胎教提供了可行的依据，也有诸多实验、实例证明了胎教的可行性，我们对胎儿应以科学的态度审视，这便是科学的胎教，但绝不神化胎教；肯定胎教的结果，但绝不夸大胎教的作用；可以保留对胎教的传统认识，但不拒绝对胎教的尝试。

以科学的态度看待胎教，科学地实施胎教，从而收获胎教的效果，这便是我们所倡导的科学的胎教观。

2. 必要的知识、冷静的头脑

准备养育小孩的父母常感困惑，现在社会上流行着种类繁多的"方案"，不断描述着照此培养出的小孩如何"超常"，使年轻的父母们不忍心让自己的小孩落伍，也纷纷解囊参加培训或购买"方案"。其实这些"方案"中有一些就是打着"科学"、"专家"的旗号在误导父母们。有的指导思想就是遗传决定论，有的明显违背儿童发展的自然过程，有的只是为了经济目的。因此建议父母在准备怀小孩之前，应从正规的专业单位及渠道学习一些有关儿童发展方面的知识，包括孕期心理卫生、儿童心理与教育学及胎教早教的有关常识，这能使自己做到心中有数，保持冷静的头脑，善于识别和选择适合自己的方法。

3. 适宜的程度、可靠的方法

目前为止，我国关于胎教失败的例子还极少见到，但有些情况也引起了有关专家的重视。如有的母亲在心理咨询中反映，经过音乐胎教后，自己的小孩虽然聪明活泼，但精力过盛，总是不爱睡觉。问及具体胎教方法，得知母亲孕期工作较忙，又不愿放弃胎教的机会，所以每日抽空就将胎教器置于腹部。有时母亲因疲劳很快入睡了，胎教器仍不断刺激着胎儿，这种很难保证定时定量、认为多多益善的操之过急的做法，有可能干扰胎儿的生物钟。另外，胎教磁带的质量是至关重要的。有的音乐胎教磁带制作条件较差，伴有较强的噪音干扰；有的音乐磁带乐曲选择、节奏、配器等都不适宜胎教。一般要求乐曲要平稳、明朗、节奏接近人的正常心率、配器简练考究、频率在500～1500HZ左右，使人感到舒适、安静、愉快、优美的才可选用。常有些音乐带中出现高频的乐曲，也许母亲听着还好，但无法穿过腹壁被胎儿感受，就不适于作胎教磁带。同样有些胎教器也存在音质不纯等问题，建议选用卫生部门与国家技术监督部门推荐的合格产品。

无论哪种胎教方法，都有适宜的刺激方法和定时定量的问题。父母通过书报电视所了解的是一般的知识，具体实施胎教时还有些操作技术、技巧等问题，比如按摩胎教时的手法、按压的力度、所用的时间、胎儿的正常或异常反应等，还需在胎教专家、妇产科医生的指导下进行，以免发生意外。

总之，想要有健康、聪明的小孩，需要进行适时适度的科学胎教。科学的胎教需要父母对胎教的正确认识、学习相应的知识、技能，用科学的方法进行。科学的方法应按自然的发展规律，按胎儿的月龄及每个胎儿的发展水平作相应的胎教。做到不放弃施教的时机，也不过度人为干预。在自然和谐中有计划进行胎教，才可能获得希望的成果。

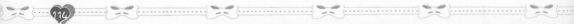

第二节 胎儿能力

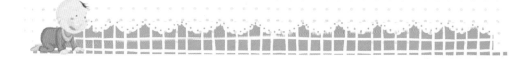

一 胎儿具有感知的能力

随着科学技术特别是特殊检查记录仪器设备的发展，如B型超声扫描仪、胎心监护仪、胎儿镜的发展，使原先一无所知的有关胎儿的感知觉问题，对各种刺激的反应和受刺激后胎儿心跳和呼吸与胎动的变化乃至胎儿在子宫内喝羊水、撒尿与吃手的动作，都被观察或记录下来了。

尤其有趣的是，近几年来北京医科大学所属的北京人民医院和北大医院及中国科学院声学研究所的科研人员合作，用各种仪器设备实验与观察记录到胎儿可以听到外面环境中的各种声音，并且在吵闹声音刺激下胎儿会心跳加快、胎动增强甚至生气地踢腿，在轻柔舒缓的音乐刺激下又由烦躁转为安静，胎心由原先的增快而渐渐减缓到原先安静状态下的胎心率上来，胎动也由受吵闹时的增强而减弱下来，直至安详地入睡。

国内外的实验报告，均说明了胎龄在4或5个月以上的正常胎儿，已经具备了人的一些感知能力，正是由于这种能力，才使胎教更具有意义。

母亲与胎儿之间有着十分紧密的联系。孕妇如果痛苦难过，胎儿也会痛苦难过，母亲情绪良好，胎儿的情绪也会处于良好的状态之中，这也是胎教中为什么始终强调孕妇在整个孕期一定要保持最佳情绪状态的缘故。

胎儿的感知能力是一种很微妙的能力，它能清楚地辨别出母亲的态度、感情等一系列心理活动意图。他能通过母亲传递过来的一切信息，揣摩着母亲的心情，学会心理感应。当孕妇处于口头上表示不愿意生小孩，但内心却又十分想生小孩的矛盾状态时，胎儿会因为接受不同的情感信息而引起精神上的混乱，这样的小孩出生后大多感觉迟钝、体弱乏力。因此孕妇要彻底消除矛盾心理。

母亲和胎儿在生理上有着各自的大脑和植物神经机构，而且分别有独立的神经系统和血液循环机能。有人根据大量相关知识得出，母亲与胎儿之间是通过一种复杂的神经激素来进行沟通的，这种神经激素打开了母亲与胎儿之间的通路，使胎儿获得了对母亲的感知能力。

胎儿的意识，一般是在怀孕6个月后萌生的。胎儿6个月以前所受的影响，虽然不能说是全部，但大部分都是躯体上的。在这一期间，胎儿的意识受到应激反应的影响。这是因为胎儿的大脑尚未成熟到将母亲的情感信息转换为情绪的地步。欲把情感或感觉转换为情绪，需要有一个感知过程，且要求大脑皮层具有复杂的感知能力。胎儿在6个月以后，开始具有明确的自我，并能把感觉转换为情绪。这时胎儿的性格才逐渐通过母亲的情绪信息得以形成。

随着胎儿识别能力的提高，理解情绪的能力也会不断增强。这时胎儿就像一台不断被存入程序的计算机，最初只能解开极其简单的情绪的方程式，但是随着记忆和体验的加深，胎儿会渐渐解开极其复杂的"思维线路"。

二 胎儿有记忆能力

荷兰科研结果显示，婴儿在母亲的子宫内，便已学懂运用自己的长、短期记忆。

荷兰马斯特里赫特大学医院的研究人员，利用无害的声学震动刺激器，给25名怀孕37～40周的孕妇测试胎儿的反应。

研究人员每隔30秒，便把刺激器放在母亲肚皮上一秒，最多使用24次，到相隔10分钟及24小时后，重复试做。经监察胎儿的反应，研究人员发现，当相隔10分钟或24小时后再次使用刺激器时，胎儿已逐渐对震动变得习以为常，反映出胎儿存在起码10分钟的短期记忆和起码24小时的长期记忆。

三 胎儿有听觉能力

胎儿还具有听觉能力。他们在黑暗中能聆听着世界，在怀孕13周时，如果母亲腹部附近响起了铃声，便会引起痉挛性的胎动。

在妊娠期间，父母可给胎儿起一个小名，并经常呼唤。小孩出生后，当听到叫他（她）的小名时，会突然停止吃奶，或在哭闹中安静下来，有的甚至露出似乎高兴的神情。在孕期经常让孕妇听几首乐曲，直至分娩。小孩出生后，播放同样的乐曲时，其会表现出有节律的手足摆动。而当他哭闹时，只要一听到在妈妈腹中内听过的音乐，便会立即停止下来，并表现出乐意听的表情动作。有的孕妇平时能歌善舞，怀孕后经常唱歌，生下的婴儿则对歌声具有良好的"再识"能力，听到妈妈唱起那些熟悉的歌曲时，会挥动双手，表示高兴，并左右顾盼，寻找声源。事实表明，胎儿对母体及母亲的声音具有依赖性与敏感性。如果一男一女在两侧同时对一新生儿轻声呼唤，大多数时候新生儿转向女的这一侧。

给孕妇及胎儿播放轻松优美的轻音乐，在B超荧屏上看到，每给一次音乐刺激，都会引起胎儿的运动、呼吸节律和肌张力不同程度的改变。另外还在胎心监测仪下做了同样的实验，当仪器上显示胎儿的睡眠波形时，用呼吸器对着孕妇腹部呼唤几声，胎心波形便立即恢复常态，说明胎儿能听到声音，并被"唤醒"了。

第三节 胎教方法

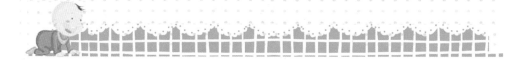

女性不要过于紧张，对于胎教严格要求，反而情绪紧绷造成反效果，最重要的还是保持心情愉快，就是最好的胎教方法。以下9种胎教方法，以供参考。

一 营养胎教

适合周数：从孕前准备或刚怀孕就开始。

营养胎教是根据妊娠早、中、晚三期胎儿发育的特点，合理指导孕妇摄取食品中的7种营养素（即蛋白质、脂肪、碳水化合物、矿物质、维生素、水、纤维素），促进胎儿的生长发育。

人的生命从受精卵开始，从一个重1.505微克的受精卵，到分化成600万亿个细胞组成的重量为3000克的完整人体，其重量增加了20亿倍（从出生到成人体重仅增加20倍左右），这个发育成长的过程全依赖于母体供应营养。

1. 营养素对胎儿发育密切相关

虽然影响胎儿正常发育的因素是多方面和复杂的，但是，孕妇适宜而平衡的营养饮食对胎儿的健康发育的确是很重要的。

优质蛋白质——胎儿生命的基础物质。优质蛋白质是建造胎宝贝器官组织的重要成分，食物中含有大量必需氨基酸的蛋白质为优质蛋白质。

脂肪——胎儿大脑发育的必需营养。脂肪中的脑磷脂、卵磷脂及DHA是胎宝贝大脑细胞的主要原料，DHA还能促进大脑细胞发育，增加大脑细胞的数量。

碳水化合物——胎儿的热能站。碳水化合物就是每天所吃的主食，是胎宝贝新陈代谢必需营养素，为胎宝贝提供生命能量。因此，孕妈妈必须保持血糖水平正常，以免影响胎宝贝代谢，妨碍正常生长。

钙、铁、锌——量小作用大。钙可预防胎宝贝骨骼和牙齿发育不良，铁可预防未成熟儿、低体重儿、早产儿，锌可预防胎宝贝畸形、脑积水、无脑儿。

维生素——生命不可缺少的营养素。维生素是维持生命活动必不可少的一类营养素，它与胎宝贝和孕妈妈的健康关系密切。孕期必需的维生素有维生素A、维生素B_1、维生素B_2、维生素B_{12}、维生素C、维生素D、维生素E等。维生素A缺乏易引起胎宝贝发育不全或生长迟缓，产后易发生产褥感染和发热；维生素B_1缺乏易引起流产、早产或胎死宫内；维生素B_2缺乏易引起胎宝贝骨骼发育不良和早产；维生素C缺乏易引起胎宝贝宫内发育不良或分娩时出血；维生素D缺乏易引起胎宝贝患先天性佝偻病，并在出生后经常呼吸道和消化道感染；维生素E缺乏易引起胎宝贝死亡，是造成流产、早产的诱因。

2. 注重均衡的饮食营养搭配

必须注重均衡的饮食搭配，做好体重控制，针对孕期的不同阶段，做重点式的营养补充。孕期1~3个月，补充叶酸和维生素，摄取容易消化、清淡的食

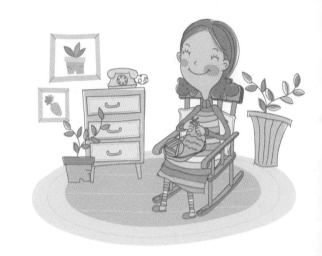

物，可减缓怀孕初期的不适症状。怀孕中期，因孕妇的食欲增加，应注意补充富含蛋白质、钙、植物性脂肪的营养食品。怀孕晚期，应控制水和盐分的摄入量，并监控体重的增加。

3. 富含营养素的食物介绍：

（1）含维生素A丰富的食物：蛋黄、牛肉、肝、胡萝卜、西红柿、南瓜、菠菜等黄绿色蔬菜。

（2）含维生素B_1丰富的食物：花生、大豆、白薯、山芋及不太精细的面粉、荞麦面等。

（3）含维生素B_2丰富的食物：牛奶、奶酪、大豆、豆豉、蛋类、动物肝及黄橙色蔬菜等。

（4）含维生素C丰富的食物：各种新鲜蔬菜和水果、绿茶，尤其是绿色蔬菜和柑橘等。

（5）含维生素D丰富的食物：海鱼、动物肝脏、蛋黄、牛油、香菇、干蘑、白萝卜干等。

（6）含维生素E丰富的食物：莴笋、油菜、玉米、花椰菜等。

（7）含钙丰富的食物：奶和奶制品，海产品如虾皮、小鱼、海带，及荠菜、豆腐等食物。

（8）含铁丰富的食物：动物肝、瘦肉、蛋黄、鱼类、海螺、海蚌及奶类食物。

（9）含锌丰富的食物：牡蛎、瘦肉、猪肝、鱼类、鸡蛋、黄豆、玉米、小米、扁豆、土豆、南瓜、白菜、萝卜、蘑菇、茄子、核桃、松子、橙子、柠檬等。

（10）含碳水化合物丰富的食物：大米、小米、玉米、土豆、白薯、红薯、各种蔬菜和水果等。

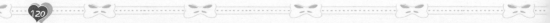

（11）含脑磷脂、卵磷脂及DHA丰富的食物：全脂奶及制品、肥肉、黄油、猪油、可可油、棕榈油、大豆油、芝麻油、玉米油、谷类食物、海鱼、甲鱼、鱼油、核桃仁、葵花子仁等。

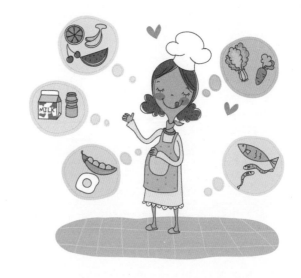

（12）含优质蛋白质丰富的食物：鸡、鸭、鹿、甲鱼、海龟、牡蛎、墨鱼、章鱼、带鱼、虾、牛肉、猪肉、羊肉、兔肉、鸭肉、蛋类等。

提示：孕妈妈每天摄取蛋白质量应为80~90克，食用时宜与植物蛋白混吃，这样才能更好地提高蛋白质的利用率。

二 情绪胎教

适合周数：从孕前准备或刚怀孕就开始。

情绪胎教是通过对孕妇的情绪进行调节，使之忘掉烦恼和忧虑，创造清新的氛围及和谐的心境，通过妈妈的神经递质作用，促使胎儿的大脑得以良好的发育。

我国传统医学经典《黄帝内经》中率先提出孕妇"七情"（喜、怒、忧、思、悲、恐、惊）过激会致"胎病"理论。现代医学研究也表明，情绪与全身各器官功能的变化直接相关。不良的情绪会扰乱神经系统，导致孕妇内分泌紊乱，进而影响胚胎及胎儿的正常发育，甚至造成胎儿畸形。

男性爱心胎教方法

（1）丰富生活情趣：早晨陪妻子一起到环境清新的公园、树林或田野中去散步，做做早操，嘱咐妻子白天晒晒太阳。这样，妻子也会感到丈夫温馨的体贴，心情舒畅惬意。

（2）风趣幽默处事：妻子由于妊娠后体内激素分泌变化大，产生种种令人不适的妊娠反应，因而情绪不太稳定，因此，特别需要向丈夫倾诉。这时，丈夫唯有用风趣的语言及幽默的笑话宽慰及开导妻子，才是稳定妻子情绪的良方。

（3）协助妻子胎教：丈夫对妻子的体贴与关心，爸爸对胎儿的抚摸与"交谈"，都是生动有效的情绪胎教。

三 音乐胎教

适合周数：怀孕第16周开始。

胎儿在子宫内与外界的联系，主要是由听觉器官和听神经来接受外界传入的声波刺激。对胎儿不时地发出乐性声波，可使胎儿大脑接受到不是语言爱抚而胜似语言爱护作用的良性刺激。

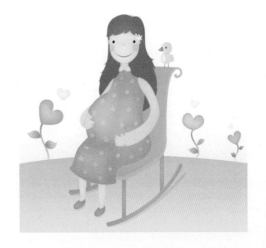

音乐有各种生理的和心理的效应。美妙的音乐可以给人以美妙的享受，启发人们的灵感，开阔人们的心胸；音乐还可以通过它的旋律、节奏、音高的变化，以影响人的神经系统功能，提高机体的活力，其对神经系统中的边缘和脑干的网状结构有直接影响，从而调节情绪、情感和内脏活动。音乐可直接引起大脑的反应，比语言引起的反应有时更加直接和迅速。因此把音乐作为一种体现世界的特殊语言在胎教中成为主要工具是顺理成章的。优美的音乐可以使母亲保持开朗的心境，而且能促进孕妇分泌一些有益母子健康的激素和酶，调节血液流量和神经兴奋，从而改善胎盘营养状况。

1. 孕4月前母亲听音乐

其实从确定怀孕起，孕妈妈便可以开始进行音乐胎教。听音乐时，要全身放松，半躺或半卧在一个舒适的地方或摇椅上，把手放在腹部注意胎宝贝的活动，聆听音乐。听时最好能忘却眼前的事情，静静地随着音乐让自己的心情放飞。每天听的乐曲最好固定，不要变化繁多，这样便于胎儿记忆；音量以75～80分贝为宜，每天听2次，每次进行20～30分钟。

2. 孕4月后母子同听

孕妈妈怀孕4～5个月时，开始母子一起聆听乐曲。每次开始之前，孕妈妈可先用手轻轻触压几下胎儿，让他知道要上音乐课了。对活泼好动的胎宝贝，可多播放一些舒缓优美的乐曲，对文静少动的胎宝贝则应多给听一些明快轻松的音乐。同样，音量应该控制在75分贝左右，每天听2次，每次20分钟。提醒一点，孕妈妈不要认为胎儿听就行了，一定要精神投入，否则效果不好。

在妊娠中后期即怀孕第25～40周，可以选择一些音乐在离母腹部2～5厘米的地方用耳机对胎儿直接进行刺激（但切不可直接放在腹部上，以免伤害胎儿的听觉神经）；要不断调换方向，时间以早、晚为好，每次播放不超过10分钟，这样让胎儿有个规律比较好。做到每天坚持听，每次听都是在你兴致最高、心情最好的时候，并最好在胎儿清醒时，即有胎动时，效果会更好。

乐曲不宜太多、太杂。一般来说，选择固定的几首曲子反复听天天听，待基本听熟后，再更换其他的比较好。乐曲可根据不同情况作不同选择，如早上播《春之声圆舞曲》、《春天来了》等，能使经过一夜睡眠的胎儿兴奋而清醒过来；晚上播《摇篮曲》，可使胎儿安稳地进入梦乡。这样才能在胎儿的头脑中留下印象，使音乐胎教有可能起到促进胎儿脑和智力发展的作用。

3. 哼唱法

除了给胎儿听音乐外，女性给小孩唱歌，把一些短小而富有童趣的歌曲轻轻地、充满爱心地哼给胎儿听，对小孩是更好的熏陶。最好经常反复哼唱同几首歌曲，这样还能训练胎儿的记忆力。一方面，母亲在自己的歌声中陶冶了性情，获得了良好的胎教心境；另一方面，母体在唱歌时产生的物理振动，和谐而又愉快，使胎儿从中得到感觉上的满足。

4. 母亲弹奏乐曲法

会弹乐器的母亲可以每天弹奏1~2次乐曲，时间以10分钟左右为宜。

男性爱心胎教方法

（1）为妻子选择适宜的胎教乐曲。研究表明，胎儿喜欢听优美的欧洲古典音乐，如巴赫、莫扎特、舒伯特、贝多芬的乐曲。在这些乐曲中蕴藏着一种犹如河水潺潺流动样的周期波声音，与大脑中的阿尔发波和心跳波动图形很相似，很容易被胎儿喜欢。要避免选择节奏强烈、节奏变化大的刺激性音乐，或带有悲伤、忧愁情绪的音乐，每次播放2~3支乐曲即可，以防胎儿听得过于疲乏。

（2）经常与妻子一起为胎儿唱歌。胎教专家指出，胎儿非常喜欢男性低沉宽厚的声音，它可使妻子和胎儿感到由衷地欣慰，并产生安全感。因此，男性无论多忙，都要尽量抽出时间为胎儿唱歌，也可与妻子一起哼唱。经常聆听父母的歌声，会促进胎儿心理健康发展，有利于出生后良好性格的形成。

音乐胎教时注意事项

在音乐胎教时，除了上面已述的一些必须注意的问题之外，还应注意以下问题：

（1）优美音乐并非教适合胎教。如理查德·克莱德曼的一些钢琴曲虽然好听，但不适宜作胎教音乐。因为，作为胎教音乐，要求在频率、节奏、力度和频响范围等方面，应尽可能与宫内胎音合拍。专家指出，若频率过高会损害胎儿内耳螺旋器基底膜，使其出生后听不到高频声音；节奏过强、力度过大的音乐，会导致听力下降。因此，选作胎教音乐，应先经医学、声学测度，符合听觉生理学的要求。在选购胎教磁带时，不是听一听音乐是否好听，而是看它是否经过了医学、声学的测试。只有完全符合听觉生理要求的胎教音乐，才能真正起到开发智力、促进健康的作用。

（2）胎教音乐忌用高频声音。为了避免高频声音对胎儿的伤害，胎教音乐中2000赫兹以上的高频声音应低到听不到的程度，这样才能对胎儿比较安全。在国内市场上出售的胎教音乐，经随机抽查表明，11种胎教音乐中竟有9种不合格，有的音频最高达到5000赫兹以上，这对胎儿的健康是有害无益的，会损伤胎儿的大脑和听觉等。国内已有报道从市场购买的劣质胎教音乐磁带进行胎教，结果"教"出失聪的小孩。这已说明不合格的胎教音乐磁带会对胎儿造成危害。故在选购胎教磁带时应慎重，最好请专业人员帮助选购。

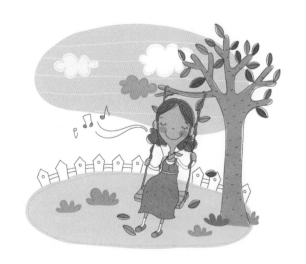

（3）播放音乐时不要使用传声器，并尽量地降低噪音。胎教还需与婴儿教育相连接。正如专家强调的那样："始白胎儿的胎教并不能以分娩而结束，还必须与婴儿的早期教育相连贯，这样才不会使胎教前功尽弃。"

总之，孕妇在整个怀孕期间，只有彻底地消除优生大敌，做好胎儿保健，进行正确的胎教，才能生个健康的小宝宝，从而使父母更快乐，使小宝宝更优秀、更健康。

四 抚摸胎教

适合周数：怀孕第20周开始。

正常情况下，在怀孕3个月以内胎儿即开始活动，大约在怀孕4个月时，孕妇即可感觉出有胎动了。父母用手轻轻抚摸胎儿或轻轻拍打胎儿，通过孕妇腹壁传达给胎儿，形成触觉上的刺激，可促进胎儿感觉神经和大脑的发育。父母用手在腹部抚摸胎儿，用手指对胎体轻按一下，胎儿会作出反应。可边触摸，边说话，加深全家人的感情。经过抚摸训练出生的婴儿，肌肉活动力较强，对外界环境的反应较灵敏，在生后翻身、爬行、站立、行走等动作的发展上都能提早些。

抚摸胎教的方法有：孕妇先排空小便，仰卧在床上，全身放松，双手轻放在胎儿头上，也可将上身垫高，采取半仰卧姿势，不论采取什么姿势自己一定要感到很舒适。孕妇可先轻轻呼唤胎儿的名字，并将双手手指放在腹部，从上到下、从左到右轻轻触摸胎儿。也可用一手指轻按一下腹部再抬起，胎儿能马上做出反应。胎儿的反应速度也有快有慢。在抚摸胎儿时，随时要注意胎儿的反应，如果胎儿对抚摸刺激不高兴，就有可能用力挣扎或者蹬腿，这时应马上停止抚摸。若胎儿受到抚摸后，过一会就轻轻蠕动作出反应，这种情况可以继续抚摸，一直持续几分钟再停止，或改用语言、音乐。到妊娠6~7个月时，孕妇能摸清胎儿体形，可进行推晃锻炼，即轻轻推动胎儿，使他在腹中散步。

抚摸胎教要求定时进行，开始每周3次，以后根据具体情况逐渐增多，每次时间5～10分钟。如果抚摸胎教配以轻松愉快的音乐，效果更佳。

男性爱心胎教方法

（1）每天傍晚帮助妻子抚摩肚子。丈夫抚摩妻子的腹部，对于情绪容易陷于不稳定的孕妇，是一件让她感到舒畅的事。每天傍晚胎动活动较为频繁，是进行抚摩胎教的适宜时间。妻子平躺在床上或坐在较宽大的椅子上，全身放松，然后男性以从上到下、从左到右的顺序，用双手轻轻抚摩妻子的腹部，每次5～10分钟。丈夫在抚摩腹部时，最好同胎儿拉拉家常，这样效果更好。

（2）和妻子一起给胎儿做按摩。在妊娠第7个月时，胎儿的形体已能从腹部外感觉出来。在音乐的伴奏下，男性轻轻地触摸一下胎儿的全身，就好似做按摩。触摸到圆而硬的是胎儿的头部，摸到平坦的是胎儿的背部，摸到不规则而又经常变动的是胎儿的胳膊或腿，摸到圆而柔软的是胎儿的臀部。

贴心叮咛：

怀孕晚期，临近产期不宜进行触摸动作；如果孕妇在怀孕中后期经常有一阵阵腹壁变硬，可能是不规则子宫收缩，就不能用抚摸胎教，以免引起早产；孕妇有不良产史，如流产、早产、产前出血等情况，则不宜使用抚摸胎教。抚摸胎儿时，动作要轻柔，不宜过度用力。

一般可用双手手指配合轻柔安抚。抚摸胎教不宜时间过长，每天做2～3次，每次5分钟左右即可。

五　语言胎教

适合周数：怀孕第24周开始。

语言胎教就是让父母用亲切、生动、形象的语言与胎儿对话。父母时刻牢记胎儿的存在，并经常与之对话。这不仅是语言胎教的重点，也是建立亲子关系的关键。

胎儿自妊娠第6个月起已能听到母体内外的各种声音，并能作出相应反应，这是胎儿能接受语言胎教的基础。小孩的大脑发育主要在胎儿期，这时接受的良性刺激越多，大脑的发育就越完善。有关研究显示，接受语言胎教的小孩智能较高，反应敏捷。而且，在胎儿期，胎儿的大脑会产生记忆，语言胎教可以加深小孩出生后与父母的感情，有利于培养小孩健全的人格，提高小孩的情商。

1. 对话

这是胎教中最重要和最基本的不可忽视的环节，会对胎儿大脑带来有效的刺激，对提高小宝宝的听力、记忆力、观察力、思维能力和语言表达能力等大有裨益。对话一般从孕5月起，每天定时进行，最好选在早上或胎动最多时，时间2～3分钟即可。最好给小孩取个乳名，如"小宝"、"贝贝"等，女性的语言要简洁、亲切，多次重复，以加深胎儿印象。

2. 阅读

怀孕第8个月直至生产前，是施行阅读胎教的最佳时机。医学研究发现，胎儿的意识萌芽大约发生在怀孕第7～8个月的时候，此时胎儿的脑神经已经发育到几乎与新生儿相当的水平，一旦捕捉到外界的讯息，就会通过神经管将它传达到胎儿身体的各个部位。此时，胎儿脑外层的脑皮质也很发达，具有思考、感受、记忆事物的可能性。

选一则你认为读来非常有意思、能够感到身心愉悦的儿童故事、童谣、童诗，将作品中的人、事、物详细、清楚地描述出来，例如太阳的颜色、主人公穿的衣服、家的环境等等，让胎儿融入到故事描

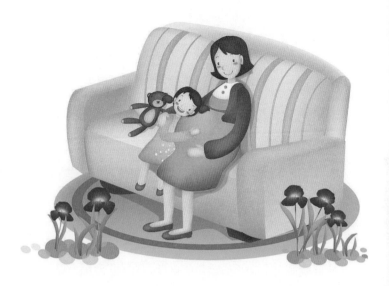

绘的世界中。每天应设定"故事时间"，最好是夫妇二人各念一次给胎儿听，以此与胎儿沟通、互动。定时反复念同一则故事给胎儿听，会让小孩感到安全与温暖，其神经系统变得对语言更加敏锐。而母亲是否有求知的欲望，可能会直接影响胎儿，因此，女性最好多读一些书，并把有趣的事情讲给胎儿听。

为了让母亲的感觉与思考能和胎儿达到最充分的交流，最好是保持平静的心境和注意力的集中。在念故事前，最好先将故事的内容在脑海中形成影像，以便比较生动地传达给胎儿。如果没有太多的时间，至少也要选择一页图画把内容"视觉化"地传达给胎儿。"视觉化"是指将鲜明的图画、单字、影像印在脑海中的行为，而每天进行视觉化的行为，会逐渐增强将讯息传达给胎儿的能力。在选择胎教书籍时，也不宜先入为主，应尽量广泛阅读各类书籍。

男性爱心胎教方法

（1）为胎儿起个亲切的小名。随时呼唤胎儿。比如每天早上起来先轻轻呼唤胎儿："宝贝，早上好！你醒了吗?该起床了，给爸爸妈妈动一下。"同时用手轻抚胎儿。经过一段时间，只要爸爸妈妈一呼唤，胎儿就会惬意地动起来。

（2）每天抽空和胎儿聊天。胎儿一般都很喜欢男性低沉、温柔的声音，所以男性有空要多和胎儿聊天，特别是在女性不舒服时，胎儿也会不舒服。聊天时最好轻抚妻子的肚子，先和胎儿打个招呼，然后用柔和、平缓的语调把看到的趣事及家里的生活情况讲给胎儿听。与胎儿说话时男性与女性不要离得过远，但也不能紧贴腹部，这样会妨碍男性把感情、眼神通过妻子的视觉传递给胎儿。

六 运动胎教

适合周数：怀孕第20～36周。

运动胎教，是指导孕妇进行适宜的体育锻炼而进行的胎教，能使胎儿相对位置改变及子宫内羊水晃动，训练胎儿的平衡感；促进全身血液循环，增加胎盘血供，有利于胎儿健康发育；增加腹肌、腰背肌和盆底肌的张力和弹性，使关节、韧带松弛柔软，有利母亲正常妊娠及顺利分娩；控制孕期体重的增加，促进产后体形恢复；解除孕妇的疲劳和不适，使心情舒畅。

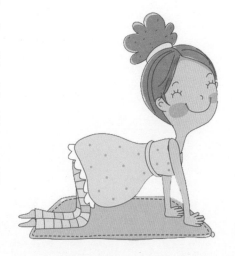

1. 孕妇体操

产前体操，不仅能让孕妈妈身体有了足够准备，还能使身体以既强健又柔韧的状态进入产程，顺利完成分娩。

提肛运动：

坐在靠背椅子上，轻吸气，以中断排尿那样的方法用力收缩肛门、会阴部肌肉，并尽可能维持一段时间，然后呼气放松，每次做10～15次。这个动作可增强肛门、会阴部肌肉的弹性，利于分娩。

足部运动：

坐在靠背椅子上保持背部挺直，腿与地面呈垂直状态，脚心着地面；然后脚背绷直、脚趾向下，使膝盖、踝部和脚背成一直线。双脚交替做这个动作，方便时可随时做。通过脚尖和踝关节的柔软运动，促进血液循环，增强脚部肌肉以承受日渐沉重的身体，避免脚踝损伤。

盘腿运动：

盘腿坐下，背部挺直，双手轻放在两膝上，每呼吸一次就用手按压一下，反复进行。注意要用手腕向下按压膝盖，并一点点加力，尽量让膝盖接近床面，每天早晚各做3分钟。这个动作可增强背部肌肉，松弛腰部关节，伸展骨盆肌肉，帮助孕妈妈分娩时双腿能够很好地分开，使胎宝贝顺利通过产道。

腰部运动：

坐在床上左腿伸直，右腿朝外弯曲一些，左手放在左膝盖上，右手撑于一侧，左手上举弯腰，重复数次。两侧交替进行，每次3分钟。

振动骨盆运动：

趴在床上，双手与肩同宽，深深低着头，腰背部向上拱成圆形；然后抬头挺腰，腰背部伸直。做时可配合呼吸，每天早晚做5～10次为宜。这个动作可帮助孕妈妈不费劲地活动骨盆，有利于日后分娩，还可使产道出口的肌肉柔软。

扭动骨盆运动：

卧在床上，双手伸直放在身体两旁，右腿屈膝，右脚心平放在床上，膝盖慢慢向右侧倾倒；待膝盖从右侧恢复原位后，左腿屈膝做同样动作；然后双腿屈膝，双腿并拢，慢而有节奏地用膝盖画半圆形，由此带动大腿、小腿左右摆动，注意双肩要紧靠在床上。每天早晚各做2次，每次3分钟。这个动作能够增强骨盆关节和腰部力量。

2. 散步

早晨散步，是最简单、最适宜孕妇的运动。孕妇可在绿树成荫、环境幽静的公园、绿色的田野、树林或河畔散等空气清新的地方散步，既改善和调节大脑皮层及中枢神经系统的功能，又增强抵抗力，利于胎儿的发育。

经常户外散步，肌肉力量得到锻炼、加强，在分娩时可缩短产程，减轻疼痛。散步还可刺激脚下诸多穴位，调理脏腑功能，健身祛病。同时，可安定神经系统，促进睡眠，改善消化、吸收和排泄功能。

胎教提醒

在过了妊娠反应期进入孕中期且各方面都正常时，即可以在医生的指导下进行体操运动。在做操之前要使自己处于完全松弛状态，如排空小便，宜在两餐之间，以温和的方式，在愉快的气氛中轻松地进行。室内保持空气流通，开始锻炼时运动量要小，逐步增加到你最适合的量，要有恒心。

运动中出现任何疼痛、气短、出血、破水现象，立即停止运动，或运动后胎动发生异常，马上去就诊是最安全的选择。

如果孕妇有先兆流产史、早产史、双胎、羊水过多或过少、前置胎盘史，或严重的内科并发症，如心脏病、高血压、糖尿病等，为了安全起见应暂不进行运动。

七 意念胎教

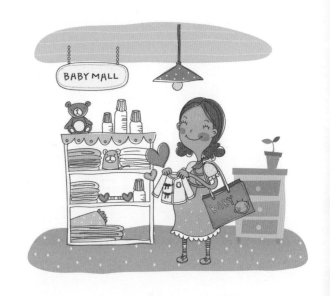

适合周数：怀孕第28周开始。

从受孕开始，夫妻就可以共同为将出生的小孩作形象设计：取各人相貌中最理想而具有特点的部位加以组合，想象成未来小宝宝的可爱形象，这个形象在某种程度上，将与即将出生的胎儿相似；或找一张最喜爱的幼儿画像挂在卧室里，经常看看。孕妇要经常想象美好的事物，如名画、风景、优美音乐、文学作品和影视中美好的镜头，以及与家人外出旅游或与小朋友一起嬉戏的欢乐场景，通过想象使自己常处于一种愉快的心境中。

八 美育胎教

适合周数：怀孕第20周开始。

经常欣赏艺术作品可以提高人的感受力；准妈妈可以带着肚子里的小宝宝，一同欣赏美丽的事物，当女性感受到美的同时，也在无形中传达给了孩子喔。

多读一些格调优美、文笔高雅的文学名著、散文或诗歌，看些视觉明快或诙谐幽默的影视作品，多欣赏美丽的图片或画片，多"沐浴"一下大自然的绿色和秀丽迷人的景致，多听能使精神放松的优美乐曲，以使感情柔和，精神生活充实，从而保持心情宁和。

九　光照胎教

适合周数：怀孕第32周开始。

胎儿的视觉发育大约要到36周大时，才能对光照的刺激产生反应。每天用手电筒紧贴肚皮一闪一闪地照射胎儿的头部，每次持续2分钟，胎儿出生后的动作行为、视觉功能及对昼夜的区分也表现得比较强。

光照胎教是在胎儿期适时地给予光刺激，促进胎儿视网膜光感受细胞的功能尽早完善。胎儿的感觉功能中视觉的发育最晚，7个月的胎儿视网膜才具有感光功能，光刺激对胎儿的视网膜以及视神经有益无害。光照具体方法：孕6个月以后，可以每天用手电筒（4节1号电池的手电筒）紧贴孕妇腹壁照射胎头部位，每次持续5分钟左右。结束时，可以反复关闭、开启手电筒数次。胎教实施中，孕妇应注意把自身的感受详细地记录下来，如胎动的变化是增加还是减少，是大动还是小动，是肢体动还是躯体动。通过一段时间的训练和记录，孕妇可以总结一下胎儿对刺激是否建立起特定的反应或规律。不要在胎儿睡眠时胎教，这样会影响胎儿正常的生理周期，必须在有胎动的时候进行胎教。光照时还可以配合对话，这样综合的良性刺激对胎儿更有益。

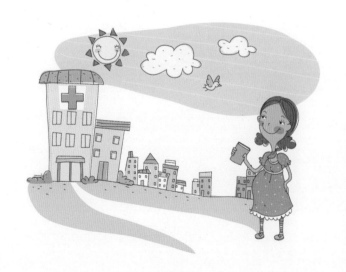

第六章

孕育百科知识

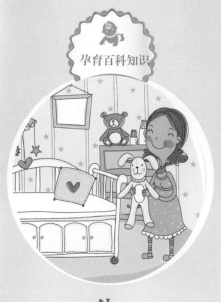

分娩

分娩，是指自母体中作为新的个体出现；特指胎儿脱离母体作为独自存在的个体的这段时期和过程。分娩的全过程共分为3期，也称为3个产程。第一产程，即宫口扩张期。第二产程，即胎儿娩出期。第三产程，胎盘娩出期，指胎儿娩出到胎盘排出的过程。

第一节 入院前的准备

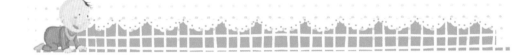

一 精神准备

产妇应该用愉快的心情来迎接小孩的诞生，丈夫应该给孕妇充分的关怀和爱护，周围的亲戚朋友及医务人员也必须给产妇一定的支持和帮助。实践证明，思想准备越充分的产妇，难产的发生率越低，因此孕妇只需要多给自己信心即可，无需给自己增加不必要的压力。

二 身体准备

（1）睡眠休息：孕妇分娩时体力消耗较大，因此分娩前必须保持充分的睡眠时间，娩前午睡对分娩也有利。

（2）生活安排：接近预产期的孕妇应尽量不外出和旅行，但也不要整天卧床休息，轻微的、力所能及的运动还是有好处的。

（3）性生活：临产前绝对禁忌性生活，免得引起胎膜早破和产时感染。

（4）洗澡：孕妇必须注意身体的清洁，由于产后不能马上洗澡，因此，住院之前应洗澡，以保持身体的清洁，如果是到浴室去洗澡必须有人陪伴，以防止湿热的蒸汽引起孕妇的昏厥。

（5）家属照顾：孕妇临产期间，丈夫尽量不要外出。实在不行，夜间需有其他人陪住，以免半夜发生不测。

三 物质准备

分娩时所需要的物品，怀孕期间都要陆续准备好，怀孕第10月时要把这些东西归纳在一起，放在家庭成员都知道的地方。这些东西包括：

1. 妈妈需要准备的东西

（1）产妇的证件：医疗证（包括孕妇联系卡）、挂号证、医保卡或公费医疗证。

（2）入院的生活用品：脸盆、脚盆、牙膏、牙刷、大小毛巾、卫生棉、卫生纸、内衣、袜子、内裤、吸奶器等。

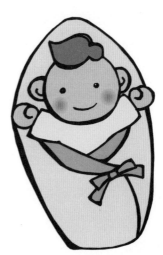

2. 小孩需要的东西

杯子、勺子、婴儿湿巾、尿不湿、内衣、外套、包布、尿布、小毛巾、围嘴、垫被、小被头、婴儿香皂、肛表、扑粉等均应准备齐全。

四 学会计算预产期

妇女从排卵受精开始到胎儿出生，一般平均天数为266天，如果在怀孕前每天坚持测量基础体温的话，是可以知道受孕日期，并可由此来推出预产期的。但是对于那些不知道哪天排卵，所知道的只是末次月经的时间，我们可以根据这个时间来推算出预产期。

1. 习惯的推算方法

如果怀孕月份小于或等于3的，是末次月经的月份数加9，日期数加7；如果怀孕月份数大于3的，是末次月经年份加1，月份数减3，日期数加7。例如：末次月经的时间是2006年2月7日，推算的方法，月份2+9=11，日期7+7=14，所以得出的预产期是2006年11月14日；如末次月经的时间是2007年6月17日，推算的方法是：月份6-3=3，日期17+7=24，所得出的预产期为2008年3月24日。一般末次月经的日期要按阳历计算，如果末次月经记的是阴历，应将其换成阳历日期。

2. 根据早孕反应出现的时间推算

这种推算方法一般用于孕妇记不清末次月经的时间，或哺乳期、闭经期妊娠而采用的。一般妊娠反应在闭经6周左右出现，这时，预产期的推算方法是：出现早孕反应日再加上34周，为估计分娩日。

3. 根据胎动出现的时间推算

一般情况下，孕妇能发觉胎动出现是在怀孕18～20周，那么按胎动推算预产期的方法是在胎动出现日期再加上20周，就能推算出大约的预产期。

4.B超检查推算分娩日期

主要通过B超测胎头双顶间径、头臂长度及股骨长度进行测算，即可测出胎龄，并以此推算出预产期。

上述预产期的算法与实际的分娩日期常相差1~2周，若平时月经周期长短变化较大者，预产期可以相差更多，所推算的日期是一个大概数，凡是在预产期内前后2周以内分娩的都是正常的。

第二节 分娩前的特征

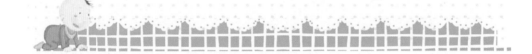

一 临产先兆

分娩开始前，常有一些先兆症状，亦称为"临产先兆"。主要有以下几种情形：

（1）子宫底下降：初产妇到了临产前两周左右，子宫底会下降，这时孕妇会觉得上腹部轻松起来，呼吸会变得比前一阵子舒畅，胃部受压的不适感觉减轻了许多，饭量也会随之增加一些。

（2）下腹部有受压迫的一种感觉：由于胎儿下降，分娩时即将先露出的部分，已经降到骨盆入口处，因此出现下腹部坠胀，并且出现压迫膀胱的现象。这时你会感到腰酸腿痛，走路不方便，出现尿频。

（3）见红：妊娠最后几周，子宫颈分泌物增加，孕妇自觉白带增多。正常子宫颈的分泌物为黏稠的液体，平时在宫颈形成黏液栓，能防止细菌侵入子宫腔内，妊娠期这种分泌物更多，而且更黏稠。

随着子宫规律地收缩，这种黏液栓随着分娩开始的宫缩而排出；又由于子宫内口胎膜与宫壁的分离，有少量出血。这种出血与子宫黏液栓混合，自阴道排出，称为见红。见红是分娩即将开始比较可靠的征兆。如果出血量大于平时的月经量，就应当考虑是否有异常情况，可能是胎盘早剥，需要立即到医院检查。

（4）腹部有规律的阵痛：一般疼痛持续30秒，间隔10分钟。以后疼痛时间逐渐延长，间隔时间缩短，称为规律阵痛。

（5）破水：阴道流出羊水，俗称"破水"。因为子宫强而有力的收缩，子宫腔内的压力逐渐增加，子宫口开大，胎儿头部下降，引起胎膜破裂，从孕妇的阴道流出羊水，这时离胎儿降生已经不远了。

二 分娩前产妇心理特征及护理

分娩是一个自然的生理心理过程，但由于孕妇的情绪直接影响产妇的身心健康，因此，通过详细了解孕妇的心理状态，耐心的、有效的心理护理，不仅可缩短总产程，还可减少产后大出血，对于提高产科质量、降低剖宫产率和难产率也有重要的作用。

1. 分娩前产妇心理有几个共同点

（1）恐慌的心理。初产妇起初有一种欣喜与快活的心理。但是随着临产后的阵痛，尤其是将近分娩时，亲朋知心的传说，以及目睹了别的产妇，她们往往多敏感，对能否安康分娩持疑惑态度。随着宫缩所致的疼痛的加剧，她们觉得分娩是一个很漫长的过程，导致慌张与恐惧。

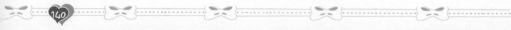

（2）焦虑的心理。由于初产妇不了解分娩的机制，未经历过分娩的体验，特别是高龄初产妇、妊高征等有异常情况者，紧张、焦虑情绪更加严重，致使剖宫产率迅速增加。

（3）期待的心理。由于产妇怕产痛、怕难产、怕婴儿出现意外等心理因素，入院待产后希望技术精湛的医护人员来为她们接生和手术。

（4）担心分娩过程中出现异常情况。

（5）希望得到医护人员的关心和帮助，盼望尽快顺利结束分娩。

2. 心理护理措施

心理变化可导致内分泌变化，从而影响子宫的正常收缩，并对产后康复也有重要影响，因此，做好产妇心理护理工作尤为重要。若在产妇分娩的过程中运用各种方法提高孕妇的主观能动性，消除其心理障碍，可使分娩顺利进行。

（1）护理人员要以热情、亲切、和蔼的态度接待产妇，介绍入院须知、住院环境及注意事项。

（2）医护人员的某些言谈举止往往会加重产妇的紧张和恐惧，这就要求医护人员应严格遵守保护性医疗制度，注意自己的言行举动，针对产妇的社会角色、性格、文化素质等特点，正确运用艺术性语言，建立融洽的护患关系，对产妇提出的问题要耐心听取，适当讲究策略地给予回答，从而使产妇产有安全感和信赖感。

（3）做好分娩知识宣教工作，向产妇讲解有关正常的分娩知识，临产后可出现的征象，宫缩与分娩的关系，告诉产妇宫缩时应配合呼吸及轻轻按摩腹部或腰骶部以减轻疼痛，宫缩好可促进产程的进展以及分娩时如何配合的方法，使她们知道分娩是正常的生产过程。妊高征患者要注意异常情况的发生，如眼花、头痛等出现时要及时告诉医护人员。

（4）产妇对产痛的耐受力与各人的痛阈有关外，还与心理状态有关，并且占很重要的位置。当产妇的心理状态不佳时，常表现为一有宫缩就呻吟不止，大喊大叫，不能自我控制，甚至拒绝饮食，使体力和精力消耗很大，导致宫缩无力，造成难产。助产人员应根据产妇的不同情况尽量给予鼓励、安抚与陪伴，经常巡视，以交谈的方式减轻产妇的疼痛。

（5）严密细心观察产妇的进展。在进行检查操作过程中，要注意态度认真，手法准确、轻柔、熟练，观察细致，记录及时，必要时将检查结果主动告诉产妇，使她们感到自己受尊重，受重视，以增加她们的信心，把顾虑、恐惧的心情转移到积极的行为中，以最佳的心理迎接分娩的到来。

第三节 分娩过程及注意事项

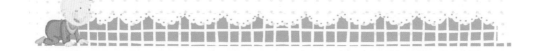

一 分娩过程

分娩过程即从产妇规律性子宫收缩开始，到小孩、胎盘娩出为止的全部时间，简称总产程。医学上将它分为三期，即开口期、小孩娩出期、胎盘娩出期。

（1）开口期。指从间隔10分钟左右有规律性子宫收缩开始到宫口开全。

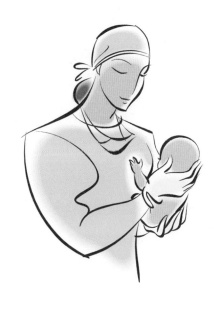

除了规律性子宫收缩外，就是胎膜破裂，羊水流出。

正确用力方法：

在此阶段应注意有意识地锻炼腹式深呼吸。宫缩时，深吸气，吸气要深而慢，呼气时也要慢慢吐出；宫缩间歇期，最好闭眼休息，以养精蓄锐。

（2）小孩娩出期。指从宫口开全到小孩娩出。这个产程女性要学会屏气，以增加腹压协助宫缩，缩短第二产程时间。要避免胎头过度受压。屏气时双足蹬在产床上。两手分别握住床沿的把手，当宫缩时先深深吸一口气，然后随着宫缩如解大便样向下用力屏气；当宫缩间歇时全身肌肉放松，安静休息。如果用力不当会徒然消耗体力，可导致宫缩乏力。

正确用力方法：

宫口开全后，当宫缩开始时，临产女性应双腿屈曲分开，两手抓住手柄，像解大便一样用力向下，时间越长越好，以增加腹压，促进胎儿娩出。宫缩间歇时，充分放松休息，到下次宫缩时再用力。

特别提示：

胎头露出后，宫缩强烈时，产妇不要再向下用力，同时应张口吐气，以解除过高的腹压，以免造成会阴严重裂伤。宫缩间歇时，产妇稍屏气向下用力，使胎头缓缓娩出。

（3）胎盘娩出期。指从小孩娩出到胎盘娩出。小孩娩出后30分钟，胎盘仍未娩出的情况，称为胎盘滞留。胎盘滞留可能会造成产后出血，所以必须及时处理。胎盘滞留的主要原因有以下几点：

一是子宫收缩无力。女性乏力，腹壁松弛，会早成子宫收缩无力。如果此时女性膀胱充盈，更容易使胎盘滞留在宫腔内而娩不出来。

二是子宫收缩不协调。这种情况多见于胎膜早破，第三产程处理不当。

三是子宫内膜炎、内膜粗糙和内膜发育不良。曾做过多次人工流产或患过子宫内膜炎的女性，胎盘不易剥离。

四是植入性胎盘。由于蜕膜层发育不良或完全缺失，胎盘绒毛直接与子宫肌层接触，不同深度地侵入子宫肌所造成。

正确用力方法：

此时，产妇还可按照第二阶段的屏气法用力，用尽全力，以加快胎盘的娩出，减少出血。

二 产妇在家遇紧急情况如何处理

对大多数的产妇来说，很少发生在又急、又快的情况，话虽如此，但仍有少数的产妇会遇上想迫不及待出生的小孩，其中又以"经产妇"较为常见。因此，每位产妇一定要熟悉生产前常见的征兆，即"落红、阵痛、破水"，如此一来才能安心面对生产。

产兆并无固定的先后发生顺序，也有可能同时并存，且不见得有了这些产兆就代表即将生产的意思，但是出现任何一个征兆时，产妇应立即到医院做详细的检查。

产妇若在家遇破水时，不要过度紧张，应立即用卫生巾垫在外阴部，把臀部垫高，侧卧放松保持安静，千万不能洗澡，否则会引起脐带脱出，危及胎儿生命。切勿走动，用车送入院。

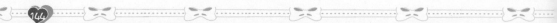

正确的呼叫救护车步骤

时逢家人外出，产妇独自一人在家中，若遇到产兆时，该如何应对处理呢？这里，给你介绍一套正确呼叫救护车的方法。

（1）保持冷静：遇到产兆时，产妇首先应保持冷静。

（2）拨打急救电话。卫生部下属医院救护车呼叫120；红十字会下属医院救护车呼叫999。

（3）清楚描述住家地址和路标：一旦电话接通时应清楚描述住家的地址（包括乡镇、街名、楼层……），若住家附近有明显的建筑物或目标物应直接告诉接线人员。

（4）告知即将生产：电话上要主动告知接线人员自己即将面临生产。

等待救护车到来要做的事

（1）电话要保持畅通：在等待救护车这段时间，务必要保持电话的畅通。

（2）放松心情：应该避免慌张、避免用力呼吸、尽量减少走动，采取最舒服的姿势（如平躺），尽量放松心情等待救护人员的到来；上了救护车后应听从救护技术员的指示。

最后，产科大夫特别提醒：

孕妇在怀孕后期，应随时观察自己的身体状况，有很多经产妇认为自己有过生产经验，自认为对生产有充分的了解，而忽略了身体的变化，如此一来，就有可能发生小孩诞生在"街上"的危险。

第四节 分娩减痛

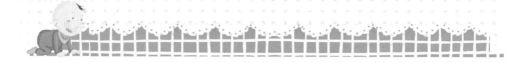

分娩是人类繁衍生息的自然过程，但是这种由子宫收缩和紧张恐惧的心理引起的分娩疼痛，对于大多数孕妇尤其是初产妇而言是极其痛苦的。在医学疼痛指数中，分娩疼痛仅次于烧灼伤痛，位居第二位，应该说它是大多数女性一生中经历的最疼痛的事情。这也使得更多的孕妇对它充满畏惧，因而放弃了自然分娩，转为选择存在一定风险的剖宫产。

事实上，医学界一直都在探寻一种简单易行的，既不影响母婴健康，又能解决或减轻分娩疼痛的方法。分娩镇痛的意义，不仅仅在于降低产妇分娩时的痛苦，更重要的是，它能够减少产妇不必要的耗氧量和能量消耗，防止母婴代谢性酸中毒的发生，提高产程进展的速度，降低产后出血率。同时，它还可以避免子宫胎盘血流量的减少，从而改善胎儿氧合状态，降低胎儿缺氧及新生儿窒息状况的出现。分娩镇痛发展到今天，我们已经可以通过很多途径来解决或减轻分娩时的疼痛了。

目前的分娩镇痛方法，在临床上被称为无痛分娩，一般可以分为非药物性镇痛和药物性镇痛两大类。

一 非药物性镇痛

1. 精神预防性无痛分娩

研究表明，产妇紧张、焦虑和惊恐的心理状态，会引起体内一系列神经内分泌的反应，使肾上腺皮质激素、皮质醇、儿茶酚胺、内啡肽等与疼痛相关的物质浓度增高，疼痛的反应加剧。因此，在20世纪50年代，由前苏联最先开创了精神预防性无痛分娩，内容包括孕期的产前教育、锻炼助产动作，以及在各个产程给予指导、精神鼓励和支持。就陪产而言，目前有丈夫及其他亲人陪产，助产士一对一陪产，以及有过生育经历的志愿者导乐陪产的方式。

实施陪产，可以使产妇心理上得到持续的安慰和感情上的支持，从而使产程缩短，产后出血量减少，对疼痛的耐受能力增强，新生儿窒息的发生率下降。

2. 呼吸减痛法

不同的呼吸法可以在分娩的不同时间里帮助你放松，保存体力，进而控制自己的身体，抑制疼痛：

深呼吸：鼻子吸气的时候，你能感到肺部的最下端充满空气，肋廓下缘向外和向上扩张，紧接着，用嘴缓慢而深沉地将气呼出。这会产生一种镇静的效果，在子宫收缩的开始和结束时做上述呼吸是最理想的。

浅呼吸：仅使肺部的上部充气，这样胸部的上端和肩胛将会向上升和扩展。呼吸应该丰满而短促，嘴唇微微开启，通过喉部把气吸入。浅呼吸大约10次之后需要再次深呼吸，之后再做10次浅呼吸。当子宫收缩达到高点时可以采用这种呼吸方式。

浅表呼吸：在阵痛频繁的时候，最容易和最有用的方法就是进行浅表呼吸，类似于喘气。想象一下"喘气–呼气–吹气"的过程。子宫颈完全张开之前，在过渡到停止往下施加腹压的时候，为了防止换气过度，可喘息10～15次，然后屏住呼吸默数5下。

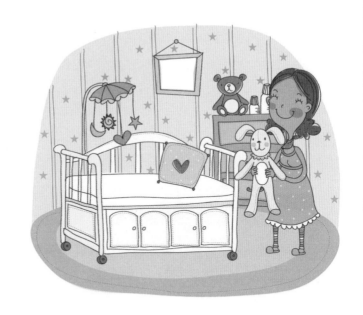

提示：应该在产前就将呼吸法记牢，并且多多练习。最好有男性配合一起练习，以便在陪产的时候及时提醒和帮助你。

3. 针刺麻醉镇痛法

针刺麻醉，又称为"针刺经络穴位麻醉"，简称"针麻"。是根据针灸学经络理论，循经取穴，以针刺产妇的双侧合谷、足三里、三阴交等穴位，促进乙酰胆碱的大量分泌，阻碍痛觉的传导，从而达到减痛或镇痛的目的。

4. 经皮神经电刺激法

利用一种低频率脉冲镇痛仪，对产妇背部脊柱两侧进行电流刺激，分散了疼痛的感觉，使疼痛减轻。

5. 耳穴电脑无痛分娩仪

将耳穴电脑无痛分娩仪的耳膜固定在产妇的耳蜗口，通过耳膜自动选穴，仪器发放脉冲阻滞传导镇痛。但是由于不是神经阻滞，所以存在镇痛不全的问题，只是把疼痛级别降低，达到产妇能够耐受的程度。

二 药物性镇痛或麻醉

1. 笑气吸入性镇痛

笑气也叫氧化亚氮，是一种无色、稍带甜味的气体。在产妇宫缩即将来临前30秒时，用力吸3~4口50%笑气和50%氧气的混合气体，能够抑制疼痛的刺激，不引起循环和呼吸的抑制，意识清醒，因此不影响宫缩和产程。

需要注意：笑气吸入镇痛只能减轻疼痛，镇痛的效果不足，而且效果会因人而异。对笑气敏感的产妇感觉吸入后很放松，效果非常好；另一部分病人却感觉吸入后会感到头晕，但宫缩的疼痛还在。

2. 肌注镇痛药物

杜冷丁：化学合成类抑制中枢神经的止痛药，具有较强的镇静和止痛作用，能使子宫颈肌肉松弛，通过镇痛，加强大脑皮层对植物神经中枢的作用，利于加强宫缩强度和频率，调整不协调宫缩。

安定：可以解除产时的宫颈痉挛，具有加速产程和缓解产痛的作用，它通过抗焦虑和镇静作用，改善产妇的恐惧紧张及疲惫状态。

需要注意：在产程中掌握好肌注镇痛药物使用的时间非常重要。用药过早，镇痛效果不理想；而用药过晚，又可能会出现新生儿呼吸抑制的问题。这就需要有经验的产科医生根据产程中的具体情况而作出正确的决定。

3. 硬膜外阻滞麻醉

是一种椎管内阻滞麻醉镇痛的方法。原理是通过硬膜外腔阻断支配子宫的感觉神经，发生区域性的麻醉效果，减少宫缩的疼痛。一般在宫口开到3厘米时，麻醉师通过一根微细导管置入产妇背部腰椎硬脊膜外侧，随产程连续滴注微量止痛药物罗哌卡因。由于这种新型的药物仅阻断最敏感的感觉神经，而不会影响到运动神经，因此产妇在不疼的时候还可以下地走动，并且一直处于清醒的状态。

硬膜外阻滞麻醉镇痛的方法，是目前国际公认的镇痛效果最可靠、使用最广泛的分娩镇痛法。它有以下几个优点：

（1）它的镇痛效果好，起效快，尤其适合初次生产的产妇。

（2）产妇的意识清醒，可以进食，并且能够主动地参与产程。

（3）对运动神经不产生影响，几乎没有运动阻滞，产妇可以下地行走，而且也不会增加手术助产率。

（4）可以保持长时间持续的麻醉效果，导管植入产妇的硬膜外腔后，可以随时给药，直至小孩出生后再拔除。

需要注意：这种麻醉技术不适用于患有出血性疾病、胎盘早剥有大出血可能、脊柱畸形、腰背部穿刺部位皮肤存在感染、严重心肺疾病以及原发性宫缩乏力的产妇。

了解如此多的镇痛方法后，我们不难看出，无论采用怎样的方法，都会有一定的适应症及禁忌症，女性们需要在产程开始前，根据自己的实际情况，并随时与医生沟通，寻求适合自己的镇痛方法。

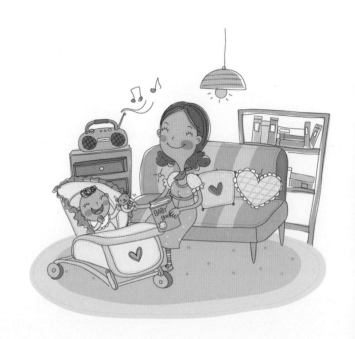

第七章

孕育百科知识

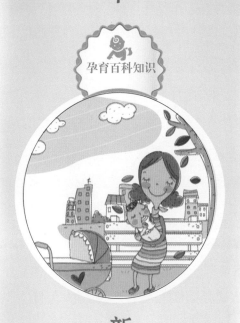

新生儿的哺育与护理

第一节 婴儿哺育知识

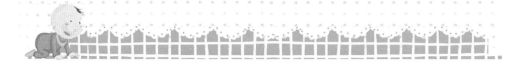

婴儿期是小儿生长发育最快的时期，需要摄入适量的营养素，才能保证正常的生长发育，并预防营养不良、佝偻病、贫血等。但此时消化与吸收功能尚不够完善，与摄入需要很不适应，因此易发生腹泻等消化系统疾病，并导致小儿生长发育障碍。这一时期提供母乳喂养与及时合理添加辅食极为重要。

一 小儿能量代射特点及各种营养素的需要量

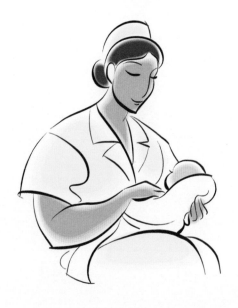

1. 小儿能量的需要分以下五个方面

（1）基础代谢：比成人高，按每日每千克体重计算，1岁以内约需230.2kJ（55kCal），12岁184.2kJ（44kCal），7岁以后与成人相近104.6～125.6kJ（25～30kCal）。

（2）活动所需：新生儿只能啼哭、吮奶，这项需要较少，婴儿约为62.8～83.7kJ（15～20kCal/kg·d），需要量随年龄增长而增加，12岁时约为125.6kJ/kg·d（30kCal/kg·d）。

（3）生长所需：这一部分热能消耗为小儿所特有。所需热量与生长速度成正比，若饮食所供给的热量不足，生长发育即会停顿或迟缓。婴儿此项热量约占总热量的25%～30%。初生数月的婴儿达167.4～209.3kJ（40～50kCal/kg·d），1岁时为62.8kJ（15kCal）。每增加1千克体重需要摄入18410～23849kJ的能量。

（4）食物特殊动力作用：婴儿饮食中虽然蛋白质所占比例较成人高，但小儿食物特殊运力作用低，平均为占总热量6%，与成人相仿。

（5）排泄的消耗：每天摄入的食物不能完全吸收，一部分食物未经消化吸收即排泄于体外，此项热量损失不超过10%，但腹泻时，此项热量丢失大增。

综上所述，婴儿用于维持安静状态所需热量（包括基础代谢与食物特殊动力作用）约占总热量50%，用于生长发育所需热量约占25%，用于活动所需约占25%，按单位体表面积计算，能量需要量以婴儿为最高。如总热量长期供给不足，可致消瘦、发育迟缓、体重不增、抵抗力降低而易患疾病；而总热量长期供给过多时，又可发生肥胖。实际应用时，主要依据年龄、体重来估计总热量的需要。每千克体重每日所需热量：新生儿第一周约为60kCal，第2～3周为100 kCal，第2～6个月约需110～120kCal。简单计算法：＜1岁为110 kCal/kg·d，以后每3岁减去10kCal，至15岁时为60kCal左右，成人为30kCal左右。

2. 营养素的需要

人体必需的营养素包括水、蛋白质、脂肪、糖、维生素、矿物质及微量元素等。

（1）蛋白质：由于小儿生长发育需要正氮平衡，故蛋白质按体重计算需要量比成人高。婴儿饮食中蛋白质含量约占总热量的15%，母乳喂养每日需蛋白质2g/kg，牛乳喂养为每日3.5g/kg，混合喂养为每日3.0g/kg。

（2）脂肪：是供给能量的重要物质，主要来源于乳类、肉类、植物油。婴幼儿饮食中脂肪供给占总热量的35%，每日约需4～6g/kg，6岁以上约为每日2～3g/kg。

（3）维生素：是维持正常生长及生理功能所必需的营养素，与酶关系密切，是构成许多辅酶的成分。维生素种类很多，水溶性包括维生素B_1、B_2、B_6、C等，在烹饪过程中易损失，体内不能贮存。脂溶性包括维生素A、D、E、K，吸收后可在体内贮存，过量则易蓄积中毒。造成维生素缺乏的原因除膳食摄入不足外，还可因消化吸收障碍、分解破坏增强、生理需要量增加以及肠道细菌合成障碍引起。其中，维生素A、B_1、B_2、C、D、B_{12}、叶酸等容易发生膳食中含量不足。

（4）糖类：是供给热量的主要来源，其供热量约占总热量的50%，婴儿每日约需10～12g/kg，儿童每日约需8～12g/kg。食物中糖类过多发酵过盛刺激肠蠕动可引起腹泻。

（5）水：水是人类赖以生存的重要条件，小儿处于生长发育时期，新陈代谢旺盛，热量需要多，但肾脏浓缩功能差，因此所需水分相对也较多。摄入蛋白质和无机盐多者，水的需要量增加，牛乳中含蛋白质及盐类较多，婴儿需水100～150ml/kg·d，3～7岁90～110ml/kg·d，10岁70～85ml/kg·d，14岁时约40～60ml/kg·d。婴幼儿每日摄入量少于60ml/kg，即可发生脱水症状。

（6）微量元素：离子化元素如钙、磷是正常凝血和神经肌肉功能所必需。由于它们是骨骼的重要组成部分，故又称大元素。必需微量元素具有明显营养作用及生理功能，例如铜、铁、锌、锰、硒、碘、铬等。缺乏后产生特征性生化紊乱、病理改变及疾病。儿童易因微量元素代谢不平衡引起疾病，例如肠病性肢端皮炎是遗传性缺锌病，钢发综合征是遗传性缺铜症，缺碘引起克汀病，缺硒引起克山病，缺铁引起贫血。

二 人乳

1. 人乳的营养成分

（1）蛋白质：人乳蛋白质含量较低，约1.1～1.3g/dl，由酪蛋白和乳白蛋白组成，前者提供氨基酸和无机磷。乳白蛋白约占总蛋白的2/3，主要成分有α－乳白蛋白、乳铁蛋白、溶菌酶、白蛋白，富含必需氨基酸、营养价值高，在胃内形成凝块小，有利于消化吸收。

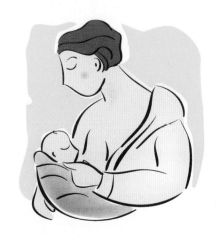

（2）碳水化合物：人乳中的乳糖含6.5～7.0g/dl，较牛乳中乳糖含量（4.5～5.0g/dl）高，是出生后6个月内婴儿热能的主要来源。

（3）脂肪：以细颗粒（直径＜10μm）的乳剂形态存在，其中较易吸收的油酸脂含量比牛乳多一倍，而挥发性短链脂酸比牛乳少7倍，长链不饱和脂酸较多，易于消化吸收。

（4）维生素：正常营养的乳母乳汁中维生素A、E、C较高，而维生素B_1、B_2、B_6、B_{12}、K、叶酸含量较少，但能满足生理需要。维生素D在人乳及牛乳中的含量均低。

（5）矿物质：人乳矿物质含量约为牛乳的1/3。人乳钙、磷含量（33:15）比牛乳（125:99）低，但钙、磷比例适宜（人乳为2:1，牛乳为1.2:1），钙的吸收良好，故人乳喂养儿较少发生低钙血症。铁在人乳和牛乳中含量均低，但人乳中铁的吸收率明显高于牛乳。如不及时添加辅食和补充含铁食品，仍易出现缺铁性贫血。人乳锌含量比牛乳低（人乳0.17～3.02mg/L，牛乳1.7～6.6mg/L），但其生物利用率高，因人乳中存在一种小分子量的配位体（ligand）与锌结合，可促使锌的吸收，而牛乳中的锌与大分子量的蛋白质相结合，吸收困难。

2. 人乳的免疫成分

科学证明，人乳含有多种抗细菌、病毒和真菌感染的物质，对预防新生儿和婴儿感染有重要意义。

（1）体液免疫成分：人乳中含有IgG、IgA和IgM，以初乳（产后2～4天内的乳汁）中浓度最高，其中分泌型IgA（S IgA）是所有外分泌液中含量最高者，随泌乳期延长，IgG和IgM含量显著下降。S IgA在成熟乳（产后2～9月的乳汁）中的含量也有明显下降，但由于成熟乳的泌乳量增加，婴儿摄入S IgA的总量并无明显减少。此外，人乳中尚含有多种抗体，主要成分为IgA。这些抗体分布在婴儿的咽部、鼻咽部和胃肠道局部黏膜表面，中和毒素、凝集病原体，以防浸入人体。乳铁蛋白在人乳中含量丰富，明显高于牛乳，能与细菌竞争结合乳汁中的元素铁，阻碍细菌的代谢和分裂繁殖，而达抑菌效果，在预防新生儿和婴儿肠道感染中起重要作用。

（2）细胞成分：人乳中含大量免疫活性细胞，包括巨噬细胞、中性粒细胞和淋巴细胞，具有吞噬和杀灭葡萄球菌、致病性大肠杆菌和酵母菌的能力，能合成C3、C4、溶菌酶和乳铁蛋白，在预防疾病方面有重要意义。

（3）其他因子：双歧因子在人乳中含量高而稳定，可促进肠道内乳酸杆菌生长，从而抑制大肠杆菌、痢疾杆菌的生长繁殖。人乳中溶菌酶较牛乳中高300倍，能水解细菌细胞膜上的粘多糖，溶解其细胞膜而杀伤细菌。初乳中的C3、C4经活化后具调理性的趋化性，可溶解破坏与特异性抗体结合的细菌。

3. 人乳喂养的优点

（1）人乳营养丰富、热量高，营养素比例适合小儿消化能力与需要，对

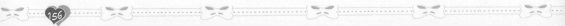

于4～6月大的婴儿，母亲单独以母乳喂养，即可满足小儿生长的营养需要。

（2）人乳含丰富的免疫成分，可增强婴儿有抗感染的作用。

（3）人乳为直接喂哺，方便经济，且乳量随小儿生长而增加。

（4）母亲产后即哺乳，有助于子宫收缩，促其早日恢复，推迟月经复潮，有利于计划生育。

（5）喂哺母乳可增进母子感情，并可密切观察小儿微细变化。

第二节 如何哺乳

一 哺乳方法

（1）开奶时间：通常产后母子良好情况下， 婴儿1～2小时即可开始吸吮母亲乳头，以促进乳汁的分泌和排出。生后数日内，若母乳汁分泌少，可适当加喂糖水。

（2）喂乳次数：喂乳次数不宜严格规定间隔时间和次数，可根据婴儿饥饱和吸吮情况掌握，这样，可利于通过吸吮刺激催乳素及催产素的分泌，以促进泌乳及产乳反射的建立。

（3）喂乳时间和方法：出生2～3天，每次每侧乳房喂2～5分钟，以后延长至8～10分钟左右，一般最初5分钟内已吸出大半乳量，10分钟后乳汁几乎吸空，故每次最长喂乳时间不超过15分钟。

（1）坐位喂奶姿势。母亲自然坐下，背部靠在椅背或一些可支撑的物体上，双脚放在地上。妈妈将婴儿放于大腿上，一只手搂抱着婴儿的头、颈和肩的部位，使婴儿的身体与妈妈的胸腹部紧密贴在一起。妈妈用另一只手的拇指与食指分开呈"〈"型托起乳房，然后将乳头轻轻地送入婴儿口中。初生婴儿可能含吮不到乳头，这时可将婴儿的下颏轻轻向下推推，帮助婴儿含吮到乳头及大部分乳晕。

（2）卧位喂奶姿势。妈妈侧身躺在床上，用一只手托住婴儿的头颈部，妈妈用另一只手的拇指与食指分开呈"〈"型托起乳房，然后将乳头轻轻地送入婴儿口中。有的妈妈由于剖宫产侧身较为困难，可采取仰卧位哺喂婴儿。仰卧位哺喂婴时，需要家人将婴儿抱到妈妈的胸部，并帮助婴儿含吮到乳头。

（3）环抱式喂奶姿势。这是一种将婴儿抱放在母亲的身体一侧的喂奶姿势。如双胎儿、剖宫产后，均可采用这种姿势。

提示：不管采取哪一种姿势，都要使母子身体紧密靠在一起，而且母子都应感到舒适。

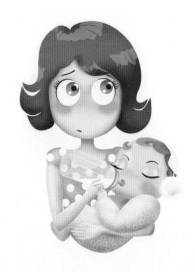

三 妈妈喂奶应知道的知识

1. 影响乳汁分泌的因素

乳母膳食均衡、营养充足，所分泌的乳量及成分的差异不大，一般能保证婴儿的营养需要。但乳母饮食量少或营养较差，总泌乳量常常减少，实际也影响了婴儿对蛋白质和其他营养物质的摄入量。因此，乳母在哺乳期应保持充足的营养，以保证充足的泌乳量。焦虑、愤怒、抑郁、疲劳、怕痛等都可减少或抑制催乳素分泌，阻止射乳反射的建立，使泌乳量减少。此外，乳母饮酒、疾病、怀孕等均影响泌乳。

2. 婴儿溢奶怎么处理

（1）因吸入大量的空气而导致的溢奶。

处理方法：母亲应尽量避免婴儿吸入空气。

（2）婴儿因吸奶太快，而造成刺激胃部引起反射的溢奶。

处理方法：若出现这种情况，母亲可轻轻地拍婴儿的背部，使气体排除，但切勿用力过大。

（3）母亲睡觉时喂奶，因胃食道逆流而溢奶。

处理方法：采取侧卧姿势，可以防溢奶，也可防止意外的发生。

3. 母乳喂养成功的关键

要想成功地进行母乳喂养，需要妈妈在生理、心理、营养等各方面都做好准备，也需要家庭成员特别是丈夫的支持，同时一定要了解正确地进行母乳喂养的知识和技巧。

（1）要保证妈妈有丰富的营养、充分的休息、良好的情绪。

（2）尽早开奶，因为出生后20～30分钟小孩的吸吮反射较强，这时是小孩学习吸吮的关键时期。

（3）让小孩正确吮吸乳头，使小孩能含住大部分乳晕，压迫乳晕可以刺激乳汁分泌及流出。

（4）双侧乳房轮流喂哺，这样小孩在一天内可以从两边的乳房获得大致等量的奶水，既能吃到前奶，又能吃到后奶，营养全面，利于小孩的生长发育。

（5）在哺乳初期乳量不足时，特别是在小孩生后一个月之内，应尽量不使用奶瓶哺乳，避免小孩出现"乳头错觉"，发生拒食母乳的情况。

4. 怎么判断小孩是否吃饱

有的小孩即使吃饱了，也喜欢含着乳头吸吮着玩。因此，母乳喂养的小孩每天能吃多少奶、是否吃饱了，妈妈往往心中没底。专家提示，一般可以从以下几个方面来判断：

（1）看小孩体重是否按月增加，并且达到了相应阶段小孩体重的正常值。

（2）看小孩吃奶时间是否过长，一般喂奶时间在15分钟左右为宜。

（3）看小孩吃完奶后情绪好不好，是否能安静地睡两三个小时或玩耍一会儿。

（4）看小孩大便是否呈正常的黄色软膏状。

小孩没有吃饱的现象可能有：大便变稀、发绿、次数增加；吃完奶后情绪仍不好，很快又因饥饿而啼哭；体重不增或增长缓慢等。

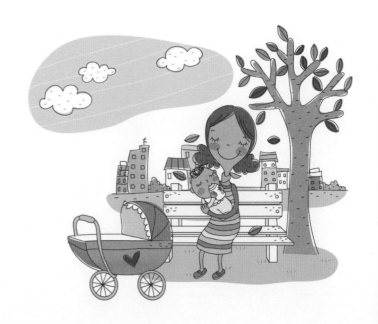

5. 早产儿更需要母乳

早产儿不足月，体质差，弱不禁风。早产儿为了"追赶"生长速度，需要更多的蛋白质和热量，而早产儿的母亲身体会迎合这个需要制造出高热量、高蛋白的母乳。早产儿的母亲分泌出来的母乳，还含有高于足月儿母亲分泌的母乳所含的抗体以及其他养分，这种差别甚至一直延伸到小孩出生后6个月。这充分证明了人类母乳为了保证下一代的健康成长，是会根据这种成长的特殊要求而调整改变的，换句话说，早产儿的母乳是"超级奶"。

第三节 如何添加辅食

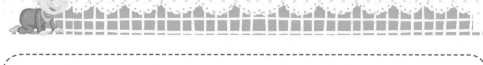

资料显示，我国婴儿在3~4个月前的生长指标能达到国际标准，但4个月后即开始落后于国际标准，其主要原因有两点：其一是母乳中蛋白质含量不足以满足婴儿生长发育的需要；其二是对辅食添加不够重视。

而六个月以后小儿开始出牙，消化功能也逐渐增强，给他添加一些半固体、固体食物，有利于乳牙的萌出，也可锻炼咀嚼功能，为以后吃普通饭食做准备。因此，从婴儿4个月时开始应逐渐添加辅食。

一　添加辅食的原则

4～6个月开始，小孩因大量营养需求而必须添加辅食，但是此时小孩的消化系统尚未发育完善，营养需求和未完善的消化系统二者之间存在着一定的矛盾。因此在辅食添加方面就需要掌握一定的原则。

（1）要根据小孩的月龄按期添加。

（2）在小孩身体健康，没有疾病的时候添加。

（3）添加辅食的量要由少到多。如3个月大的婴儿添加蛋黄，刚开始只添加蚕豆大小的量，服3～4天后，未出现消化功能紊乱，可增添至1/4个，以后每周增加1/4个，满4个月时可增加到1个。

（4）由稀到稠，由软到硬，由一种到多种。开始时可先加泥糊状的食物，每次只能添加一种食物，待小孩习惯后再加另一种食物，若小孩拒绝饮食就不要勉强，过几天后可再试。每添加新的食物时，父母要细致观察小孩的大便是否异常，如有异常要暂缓添加。

二　最理想营养辅食

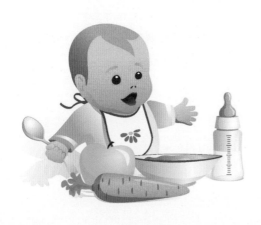

（1）鸡蛋黄。有些小孩吃鸡蛋后出现皮肤过敏反应，这是由于小孩的消化系统尚未发育完善，鸡蛋中的抗原物质进入血中而致，而鸡蛋中这些抗原物质并不存在于蛋黄中，因此开始添加辅食时只添蛋黄，不要蛋白。

（2）瘦肉、鸡蛋、动物肝脏及绿色蔬菜。由于4～6个月的小孩身高、体重迅速增长，对铁的需要量也逐步增加，此时如果不及时补充铁质，容易发生缺铁性贫血，症状如口唇、指甲、面色苍白等。因此为了预防缺铁性贫血，可给小孩添加瘦肉、鸡蛋、动物肝脏及绿色蔬菜。

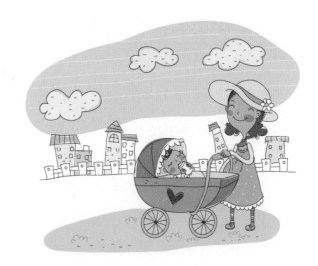

（3）豆浆。豆浆中的植物蛋白质、铁、不饱和脂肪酸含量均比母乳、牛奶高。饮用豆浆有助于小孩大脑皮质等神经组织的发育、肌肉组织的强健及运动神经的发达。不过要注意，豆浆中含有"抗甲状腺素"，加热不能破坏，存留在豆浆中的抗甲状腺素可使小孩甲状腺肿大，为了让豆浆发挥营养作用，可在饮豆浆的同时饮适量海带或紫菜煮的水。

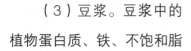

三 辅食添加的顺序

3～5个月：鸡蛋黄、鱼泥、米粉、菜粉、水果泥。

6～8个月：鸡蛋、稠粥或烂面条、鱼泥、瘦肉末、豆腐、水果块、碎菜。

9～12个月：鸡蛋、软饭、小饺子或小馄饨、碎肉、碎菜、豆制品、小块蔬菜。

提示：为了解决添加辅食时的困难，可在小儿2～3个月时就让他尝尝各种味道。

四 怎样制作辅食

随着婴儿的成长，母乳以及奶粉都无法满足其成长的需要，所以适当地给小孩补充一些辅食是完全必要的。但是如何制作可口营养的辅食？在这里，我们介绍几种常见的辅食及制作方法。

菜汤

制法：将新鲜的油菜、萝卜、黄豆芽、白菜、菠菜、胡萝卜等洗净切碎。锅内放适量清水烧沸，加入切碎的蔬菜，等煮沸后改用小火煮约5分钟（豆芽、胡萝卜则需煮烂）关火，放凉后，用汤匙挤压蔬菜取汤即可。或用果汁挤压器挤出汤汁，放适量盐即可。

米汤

制法：锅内放入清水烧沸后，放入淘洗干净的小米或大米，煮沸，再改用小火煮成烂粥，舀取米汤即可食用，也可加入菜汤等一起食用。

鱼泥

制法：鲜鱼洗净、去鳞、去除内脏，加少许盐后放在锅里蒸熟，取鱼肉放在碗里，用汤匙挤压成泥状，加入稀粥中拌匀即可。

肝泥

制法：生猪肝洗净后放入锅内，加清水、葱段、姜片、精盐、酱油，待烧沸后将猪肝捞出，再放在干净的板上剁碎成细小颗粒即可。食用时，可

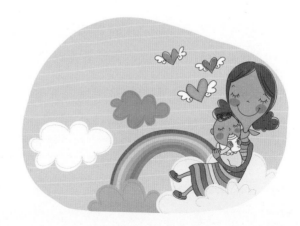

放入稀粥或面条中一起食用。

鸡蛋羹

制法：鸡蛋打入碗中，加入适量水（约为鸡蛋的2倍）和少许盐，调匀，放入锅中蒸成凝固状即熟。给8~9个月的小孩吃时，可调入适量植物油。鸡蛋羹可直接用小勺喂给小孩吃。

菜泥

制法：新鲜的绿叶蔬菜、胡萝卜、土豆洗净切碎，放入锅内，加盖煮沸15分钟（也可清蒸）。熟后盛在碗里，用小勺搅成泥状，或直接喂食，也可放入稀粥中拌匀喂食。

蔬菜汁

制法：新鲜蔬菜（或水果）洗净切碎，放入锅中，加水煮沸后，加盖再煮5分钟，稍冷后，即可舀入碗中喂食。

番茄汁

制法：番茄洗净，用开水烫后去皮，再用消毒纱布包住番茄，用调羹挤压成汁。

橘子汁

制法：橘子去外皮，切成两半，用挤汁器上旋转数分钟，待果汁流入槽内，用消毒纱布过滤后，取出橘子汁。

鲜蔬泥

制法：青菜或菠菜嫩叶洗净切碎，加盐少量，放在蒸锅中蒸熟，取出捣碎，去掉菜筋，用勺搅拌成菜泥。此法亦可制作胡萝卜泥。

水果泥

制法：苹果（或香蕉等）洗净，苹果切成两半，用勺刮成泥，随刮随喂。

清粥

制法：大米约30克，洗净后浸泡1小时，加水3～4碗，放入锅内以小火煮1小时左右，见呈糊状时闭火，待冷却到一定温度时，即可喂食。

五 妈妈需注意一些事项

（1）1周岁之内小孩，不宜食用的食物：白糖、人工制糖、蜂蜜、油炸食物、不熟的水果、未煮熟的鸡蛋、带壳的水产品、加工后的肉制品等。

（2）小孩刚开始喂固体食物时，小孩会吃得较少，以后会逐渐增多。第一次给小孩喂食固体食物时，往往也不是很顺利，但不要着急，要循循善诱。专家建议，可在小孩饥饿时喂小孩固体食物，并当小孩吃下后给予表扬和鼓励。当然，也不要期望小孩一次把碗中的食物吃完。

（3）咀嚼过的食物不要给小孩喂食。因为成人的口腔中存在很多病毒和细菌，咀嚼食物的过程中，这些病毒和细菌就会与食物充分混合，把这些含有病毒和细菌的食物喂给小孩时，病毒和细菌就会随着食物进入到小孩的口腔中，而小孩身体的抵抗力不如成人，所以，用咀嚼过的食物给小孩喂食，是不卫生、不科学的，也是不可取的。

（4）添加辅食要用纯米粉。最开始添加辅食的时候，一定要加纯米粉，而不要添加蛋黄、蔬菜之类的米粉。这是因为纯米粉最不容易引起小孩过敏。

（5）辅食添加后要注意观察。小孩吃过添加的辅食后，一定要看看其皮肤有无过敏反应。如皮肤红肿，有湿疹，应停止添加这种辅食。此外，还要注意观察小孩的大便，如大便不正常也应暂停添加这种辅食，待其大便正常，无

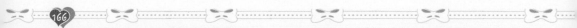

消化不良症状后，再逐渐添加，但量要小。

（6）辅食最好现吃现做。给小孩添加的辅食最好现吃现做，如不能现吃现做，也应将食物重新蒸煮，以防病毒侵入小孩体内，引起疾病。

（7）食物的温度要注意。食物不能过热，否则容易烫伤小孩的嘴。食物温度达到室温时最适合。最好的办法是：将食物放入盛器，然后泡在温水中，过几分钟后再给小孩喂食。

第四节 小孩的护理知识

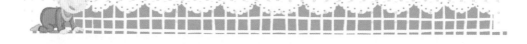

一 小孩常见疾病的护理

1. 小儿发烧

小儿发烧多由小呼吸道感染、胃肠道或泌尿道感染、脑炎等引起。

护理方法：

（1）每4小时量体温一次，如肛温高于38.5℃，口温高于38℃，按医师处方给药。

（2）如未满4小时而体温仍上升，则可用冰枕或温水拭浴。

（3）补充水分，多喝开水，卧床休息。

（4）如无胃寒现象，则不需添加衣物。

（5）如肛温超过39℃以上，持续一日不退，则需要再请医生诊治。

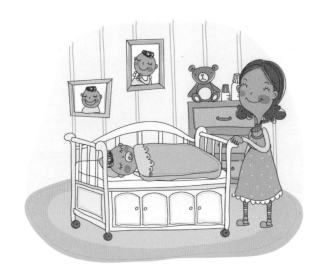

2. 肺炎

小儿肺炎主要是指婴幼儿支气管肺炎。

护理方法：

（1）宝宝鼻塞、鼻堵时可用沾有温水的棉棒湿润鼻痂，一点一点地将鼻痂取出。

（2）如宝宝有发烧，冷毛巾敷额头可以给宝宝降热，去热贴也可以选用。

（3）母乳喂养，及时添加鱼肝油，这对增强呼吸系统黏膜抵抗疾病的能力都大有好处。

3. 流感

流行性病毒感冒和一般感冒都会侵犯成人或小孩，但流感症状通常明显且较严重。

护理方法：

（1）注意保养、多休息，不出入公共场所，按时服药，尽快恢复；

（2）补充足够的水分；

（3）经过父母悉心照顾，幼儿流感通常1～2周左右会复原。

4. 腹泻

腹泻的病因，多是轮状病毒感染所致。因为小儿的抵抗力弱，耐受力比成人差，身体的免疫功能不能很快适应天气的突变，因而容易受到病毒侵害。

护理方法：

（1）做好脱水的预防和液体的补充，患儿可在几天内自愈。

（2）应给他足够的食物以预防营养不良，防止生长发育障碍。

5. 高热惊厥

小儿惊厥是大脑运动神经元异常放电引起的肌肉抽动，伴意识障碍，为儿科常见急症。约40%～50%的小儿至少发生过一次惊厥，5岁以下尤为多见。

护理方法：

（1）避免一切不必要的刺激，父母不要搂抱或晃动患儿。

（2）小儿偏向一侧，解开衣领，及时清理口鼻咽部分泌物。

（3）小儿体温超过38.5℃时，最好住院治疗，并密切观察患儿病情变化，做好生命体征监护。

6. 流脑

该病是由呼吸道传染，多数病儿以上呼吸道炎症为主，好像感冒，休息得好，抵抗力强，一般不会发展成脑膜炎，终止于上感。

护理方法：

（1）防止着凉，注意晚上给孩子盖好被子；

（2）孩子有发热、怕冷、咽痛，及时到医院就诊，必要时可口服复方新诺明，服用应遵照说明书或遵医嘱，多饮水。

7. 水痘

水痘由水痘疱疹病毒引起。被感染后，通常经过11～20天的潜伏期就会开始发病。得过一次水痘，一般不会再得。

护理方法：

水痘有传染给他人的危险性，孩子出水痘时要隔离护理。

8. 小儿便秘

每个婴儿的体质和排便习惯各有不同，每天或隔天排便一次。若排便规律有所改变，即大便干燥、坚硬或秘结不通，排便时间间隔较久（＞2天），或虽有便意而排不出大便，可以认为是便秘。

护理方法：

（1）人乳喂养婴儿较少发生便秘，如果发生，除喂人乳外，加用润肠辅食，如加糖的菜汁或橘子汁、番茄汁、煮山楂或红枣水。4个月以上可加菜泥或煮熟的水果泥。

（2）人工喂养儿便秘，可将牛乳加糖增至8%，并可加喂果汁（如番茄汁、橘汁、菠萝汁、枣汁等）以刺激肠蠕动。

（3）训练小儿养成按时排便的习惯。一般3个月以上婴儿可开始训练，乳儿在清晨喂奶后由成人两手把便，或坐盆或坐排便小椅，连续按时执行半个月左右，即可养成排便习惯。

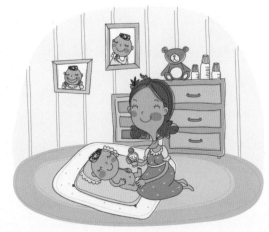

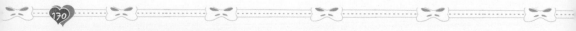

二 皮肤问题及护理

1. 脂溢性皮炎

婴儿脂溢性皮炎常发生在生后第1个月，皮损多在头皮、额部、眉间及双颊部，为溢出性红色斑片，上有黄痂。

护理方法：可用甘油或婴儿润肤油来擦，待痂皮软化时用梳子轻轻梳掉即可。

2. 新生儿红斑

新生儿红斑表现为大小不等、边缘不清的多形红斑，多见于头部、面部、躯干及四肢。由于新生小孩皮肤表面的角质层尚未形成，真皮较薄，一些轻微刺激（如衣物、药物）便会引起皮肤充血，一般来讲小孩没有其他不适感。

护理方法：斑属正常生理变化，无需治疗，通常在1～2天内自行消退，千万不要给小孩随便涂抹药物或其他东西。因皮肤血管丰富，吸收和透过力强，处理不当则会引起接触发炎。

3. 生理性脱皮

刚出生的小孩因皮肤最表面的角质层太薄，表皮和真皮之间连接的也不紧密，所以常常表现出脚踝、脚底及手腕部皮肤干而粗糙脱皮。

护理方法：皮肤损伤会引起感染，甚至败血症。如果想防护婴儿皮肤表层干燥，应在医生的指导下使用安全、温和的保湿品。

4. 皮肤出血点

小孩剧烈地大哭，或者因分娩的缺氧窒息，以及胎头娩出时受到磨擦，均可造成皮肤下出血，这是因为血管壁渗透性增加及外力压迫毛细血管破裂所致。

护理方法：出血点无需局部涂药，几天后便会消退下去，如果出血点持续不退或继续增多，可请医生进一步检查血小板，消除血液及感染性疾病。

5. 皮肤变黄

常发生在小孩出生后的2~3天，表现为皮肤呈淡黄色，眼白也微黄、尿色稍黄但不染尿布，小孩的一般情况很好，如吃奶有力、四肢活动好、哭声响声。这种现象是生理性的，7~9天后开始自行消退。

护理方法：足月小孩不需特殊治疗，多给喝些葡萄糖水即可。如果出生3天后出现，但10天后尚不消退，或是生理性黄疸消退后又出现黄疸，以及在生理性黄疸期间，黄疸明显加重，如皮肤金黄色遍及全身，应及时去医院诊治。对早产儿应密切观察，必要时去医院做光疗和药疗。

6. 粟粒疹

很多刚出生的小孩，在鼻尖、鼻翼或面部上长满了黄白色的小点，大小约1毫米，这是受母体雄激素的作用而使小孩皮脂分泌旺盛所致，有的小孩甚至在乳晕周围及外生殖器部位也可见到这种皮疹。

护理方法：一般在小孩4~6月时会自行吸收，千万不要用手去挤，这样会引起局部感染。

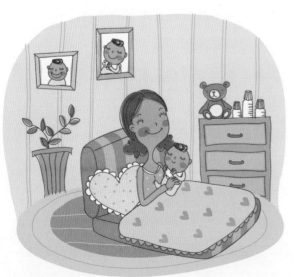

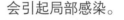
三　婴儿洗澡护理

孩子洗澡是一种很好的皮肤锻炼。特别是天暖后，皮肤容易大量出汗，应经常给孩子洗澡。但洗澡也不是很容易的一件事，需要掌握一定的知识和方法，才能让婴儿清洁卫生，又不至于出现生病等情况。

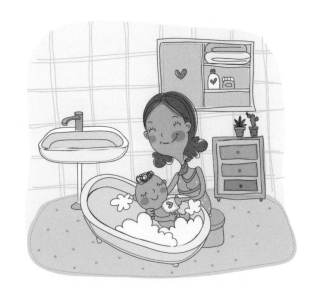

1. 洗澡的好处

（1）清洁皮肤。小孩皮肤娇嫩，分泌多，代谢旺盛，皮肤的皱褶处，如颈部、腋下、腹股沟处（大腿根部）有许多污垢，皮肤破损还容易引起细菌感染。勤洗澡可以避免细菌侵入，保证皮肤健康。

（2）促进新陈代谢。洗澡不仅对小孩皮肤产生良性刺激，还能促进全身血液循环，从而有利于新陈代谢。

（3）有利于体温调节。水的热传导能力比空气高30倍，对小孩体温调节中枢的逐渐成熟起很大作用。小孩皮肤与水的全面接触，可改善皮肤的触觉能力和对温度、压力的感知能力，对提高小孩的环境适应能力很有益处。

（4）观察健康状况。洗澡时，孩子全身赤裸，父母可以更好地观察孩子身体的各部位及皮肤表面，看看有无异常之处。若有，可及时处理。

（5）增进亲子关系。孩子是父母情感的结晶，给孩子洗澡可充分享受人间天伦之乐。您可以唱唱歌给宝宝听，也可以和宝宝说说话，同时温柔地擦拭着宝宝。婴儿很喜欢聆听温柔的声音，以及与亲人的亲密接触。

2. 洗澡时间

一般婴儿每天洗一次澡，早产儿可以2天洗一次。当气温超过30℃且婴儿特别容易流汗的情况下，可以适当增加洗澡次数，但最好不要超过2次。洗澡时间选在两次喂乳之间较合适，而每次洗澡时间不宜超过15分钟。

3. 洗澡所需用物

衣服（随天气变化增减），尿布，尿兜，浴巾，小毛巾（洗脸及洗澡各一），婴儿专用洗发精，婴儿专用浴液，浴盆及刷子。

4. 洗澡前的准备

（1）备好肥皂、小毛巾及小凳子。

（2）准备所需之衣物，先将包布、衣服、尿布、尿兜层层辅好，衣服袖子套好。

（3）指甲剪短，取下手表、戒指、手镯，用肥皂洗净双手。

（4）选择安全、好操作的适当环境，关窗户（留气窗），避免阵风。

（5）浴盆刷洗干净，打水七分满，水温以水温计测试为佳。

5. 洗澡房间及洗澡盆的选定

可以就在婴儿的卧室里或者任何别的温暖的房间，房间室温宜保持在26～28℃，而且应该有足够的空间摆放一切婴儿洗澡所必需的用品。婴儿的

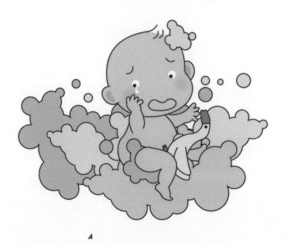

浴盆可以在浴室里装好水，然后再端到选定的房间里去（请勿把浴盆装得过满，否则端水时水会溢出来的）。

婴儿可以在特制的雕花塑料盆里洗澡，这种盆不滑。澡盆应该放在桌子上或者高度合

适的操作台上，这样父母不必
太弯腰，也会感到非常舒服。

6. 洗澡方法

（1）头部洗浴方法。操作
者坐在小凳上，先以小毛巾洗
净双眼，然后洗脸、鼻、耳、
颈部，左手掌托着头部，以拇
指及中指轻压耳朵，避免洗澡
水流入耳内。将头部打湿，涂
上洗发精再轻轻揉洗， 洗净液
体，擦干头部。

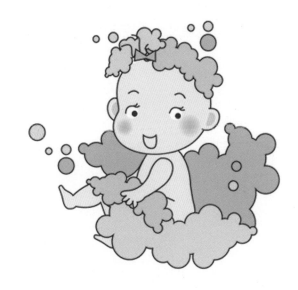

（2）前身洗浴方法。脱下衣服，用浴巾裹住。让小孩后颈枕在手臂上，
手掌顺握胳臂，另一只手托住臀部，平着抱起，慢慢放入浴盆中，打湿前身，
手抹浴液及搓洗（注意颈部、腋下、手掌、腹骨沟及会阴处）。

7. 洗澡需要注意的事项

（1）有下列情况之一，不宜给婴儿洗澡：

第一，发烧经过治疗退烧后不到两昼夜即48小时以上者是不宜洗澡的。
因为发烧婴儿抵抗力极差，很容易导致再次受外感风寒而发烧。

第二，发热、呕吐、频繁腹泻时，不能给儿童洗澡，因为洗澡后全身毛细
血管扩张，易导致急性脑缺血、缺氧而发生虚脱和休克。

第三，婴儿打不起精神，不想吃东西甚至拒绝进食，有时还表现出伤心、
爱哭，这可能是婴儿生病的先兆或者是已经生病了。这种情况下给婴儿洗澡，
势必会导致婴儿发烧或加剧病情的发展。

第四，若遇婴儿发生烧伤、烫伤、外伤，或有脓疱疮、荨麻疹、水痘、麻疹等，不宜洗澡。这是因为婴儿身体的局部已经有不同程度的破损、炎症和水肿，马上洗澡会进一步加重损伤引起感染。

（2）洗澡时，安全的防范：

洗澡时，一定要保证婴儿乱蹬的双腿不会碰到水龙头。如果有可能碰到，那么你应该用布或者毛巾将水龙头缠上，免得伤着婴儿。如果"澡盆"的表面太滑，你可以使用塑料吸垫或者在澡盆里围上一圈小毛巾或尿布，防止婴儿的臀部在里面打滑。

四 婴儿哭闹的护理

婴儿哭是与陌生世界进行交流的唯一方式，含义很多。年轻的爸爸妈妈在养育婴儿的过程中最为伤脑筋的是遇到婴儿哭闹，因为摸不透其原因；而婴儿也"苦"于不能用语言表达自己的要求，常常以哭闹的形式反映生理上的需要或者疾病的不适。你只要能够明白在不同时刻可能是什么原因导致婴儿哭闹的，并能区分不同的哭声所表达的不同含义，你就能及时为婴儿排忧解难，减少婴儿哭闹的次数。

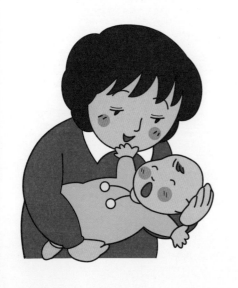

1. 生理性引起的哭闹

特征：哭声常常由轻逐渐转响，哭声洪亮。

原因有如下几方面：

（1）冷、热、痒、湿。过热可使婴儿不适。在冷、热的环境中发痒而引起哭闹。小虫叮咬后局部奇痒。另外，尿布湿后没有及时更换，也是引起哭闹的常见原因。

（2）哭闹以示大小便。婴儿因半夜因膀胱充盈，在熟睡中突然哭叫表示要解小便。

（3）无人相陪。婴儿睡醒后，发现周围无人相陪而感到寂寞，以哭的方式吸引亲人与他作陪。

（4）饥饿、口渴。如母乳不足，奶粉冲得过稀或二次喂奶时间间隔太长，产生饥饿，婴儿要哭闹。口渴哭闹多发生在夏季，由于天气炎热，出汗多，引发口渴，故而哭闹。

（5）包裹不当。新生儿包扎过紧，限制活动或影响呼吸，故而不舒服引起的哭闹。

2. 疾病引起的哭闹

特征：哭闹剧烈，时间长，哭声尖或特别低沉，哭闹常与某些症状或体征同时出现，为此，家长应仔细观察。

引起婴儿哭闹的常见疾病有以下几种：

（1）鼻塞。因鼻塞而影响呼吸，必需停止吸吮而用口呼吸，又因吃不到奶而哭闹，形成哭哭吃吃、吃吃哭哭的情形。

（2）口腔溃疡。多数在喂奶或进食，尤其吃热的食物时出现哭闹，常伴流口涎。

（3）脑部疾病。新生儿颅内出血或脑膜炎时出现一阵阵尖叫样啼哭声，音调高，哭声急而无回声。大一些的婴儿在脑膜炎或其他原因引起的颅内高压时因头痛而哭闹。同时用手击打头部或撞头于墙壁或木门上。

（4）皮肤褶溃烂。当摩擦腋下、颈部、腹股沟等处皮肤时，造成身体不舒服，出现哭闹。

（5） 蛲虫病。蛲虫于夜间爬出肛门口排卵，刺激肛门周围及阴道而引起奇痒，无法入睡，这种哭闹常常发生在半夜。

（6）咽后壁脓肿。咽喉部分梗阻，婴儿不愿吸乳，言语发音不清。哭声像小鸭子叫，常有颈部强直、怕冷、发热。

（7）佝偻病。哭闹大多发生在夜间，易惊醒，伴多汗、烦躁等症状及佝偻病的体征。

（8）泌尿道感染。如尿道口炎、膀胱炎于排尿时因尿痛而哭。

（9）肛裂。排便时哭叫，往往大便坚硬干燥，同时有鲜血滴出。

专家建议：遇到婴儿哭闹时，父母首先从生理性原因方面考虑，必要时脱去衣服全身仔细检查一遍。若认为有疾病原因引起的哭闹时，就应及时去医院作进一步的检查。

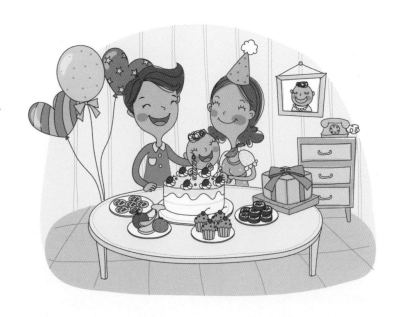

第八章

孕育百科知识

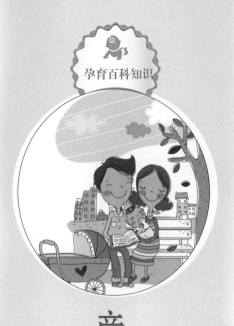

产后调养与保健

第一节 产后身心调节

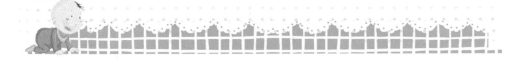

如今，在现实生活中，养育一个孩子再也不像以前那么容易了，能否给孩子更好的生活环境、教育环境，及养育孩子过程中可能出现的种种问题，这些都让新妈妈感到困惑。同时，经历了一个怀孕生产的周期，面对身体上的变化，新妈妈可能会变得不自信，困惑越来越多，情绪也越来越坏，如果一直保持这样的心态，就会形成产后抑郁症。因此，学会调理身体、调节不良情绪，是妈妈心理变美丽的最佳方法。

一 产后生理变化及调理方法

结婚成家、生儿育女几乎是每个女性人生的必由之路，也是影响女性一生幸福的大事。但是，这些人生大事也可能对女性造成很大的伤害，如不及时治疗或调理，有的可将困扰女性一生。下面将产后生理变化及调理方法分述如下。

1. 乳房变化

产后乳房的变化会衍生出一些问题，所以，要提高警惕。而产后乳腺炎通常发生在产后第10~14天，尤以初产妇多见，主要发病原因是产后身体抵

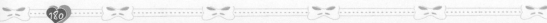

抗力下降，易使病菌侵入、生长、繁殖。

调理方法：一般采取卧床休息、热敷、水分摄取及抗生素治疗。如症状非常严重，已有明显的发烧、疲惫症状，或是乳头有破皮皲裂的状况等，需要到医院就诊。

2. 阴道松弛

产后阴道松弛的原因有很多，胎儿过大，在自然分娩时造成了产伤；中期引产造成阴道损伤；多次分娩；产后缺乏运动；产褥期恢复盲目减肥，不注意营养或者过于劳累进而导致盆腔肌肉群恢复不良等。但并非只有自然分娩会导致阴道松弛，即使剖宫产，也会有阴道松弛的现象。据了解，阴道本身有一定的修复功能，产后出现的扩张现象3个月后即可恢复。如经过挤压撕裂，阴道中的肌肉受到损伤，其恢复需要更长的时间。

调理方法：及时通过一些锻炼来加强弹性的恢复，促进阴道紧实。对于考虑行阴道紧缩术者，应慎重选择。

3. 尿失禁

尿失禁是孕妇的常见问题。导致尿失禁的内因是女性尿道相对比较短，外因是生产时胎儿通过产道，使得膀胱、子宫等组织的肌膜受伤、弹性受损、尿道松弛而失去应有的功能。

调理方法：产妇应避免过早劳动，注意预防便秘，还要有意识地经常做缩肛运动，慢慢恢复盆底肌肉的收缩力，一段时间后失禁便会自行缓解、消失。如果情况仍未好转，则需要到泌尿科或产科求诊。

4. 腰腿痛

妊娠期间，胎儿的发育使子宫增大，同时腹部也变大，重量增加，变大的腹部向前突起，为适应这种生理改变，身体的重心就必然发生改变，腰背部的负重加大，所以孕妇的腰背部和腿部常常感到酸痛；分娩的时候，产妇多采用仰卧位，产妇在产床上时间较长，且不能自由活动，而分娩时要消耗掉许多体力和热量，致使腰部和腿部酸痛加剧；有的产妇不注意科学的休养方法，种种情况都可能引起产妇在产后感到腰腿疼痛。

调理办法：一般可卧床休息，避免劳累，必要时做些热敷或理疗，服用些止痛药均能缓解。疾病严重时应到医院就诊，检查疾病的原因，以免延误病情。

5. 内分泌变化

产后雌激素和孕激素水平下降，阴道皱壁减少，同时，外阴腺体的分泌功能和抵抗力也开始减弱。这时，需要调节内分泌，改善产道不适感觉。内分泌疾病不仅会表现在女性面部长黄褐斑、乳房肿块和子宫肌瘤，还可能引起免疫系统疾病、骨质疏松症、高脂血症等病症。

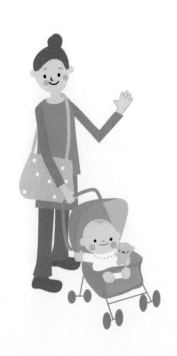

调理方法：治疗时应从调理气血、化淤散结等方面着手。另外，女性还应养成良好的饮食习惯，多吃新鲜蔬菜及高蛋白、低脂肪的食物；还应保持每天都吃一定量的水果，以补充体内水分和营养。

6. 子宫内膜炎

子宫内膜炎是产褥期最常见的，其发生率约为3.8%，主要发生在产后两周内。另外，对于剖腹生产后的伤口发炎也应特别注意，多发生在剖宫产手术后的1~2个星期间。其感染源，主要由于剖宫产的伤口比自然产大，出血量也随之增多；一般而言，开刀时间愈久，出血量愈多，伤口感染的机会就会越大，这是自然分娩较少发生的并发症。

调理方法：可每日口服已烯雌酚1毫克，共1个月。如果加之适当抗生素，如青霉素、链霉素、红霉素、庆大霉素等可提高疗效。但一定在医生指导下使用。

二 产后心理变化

1. 产后心理变化的表现

（1）产后郁闷。其发生概率约50%~70%，在产后3~6天发生，其主要症状包括：情绪不稳、失眠、暗自哭泣、郁闷、注意力不集中、焦虑等，持续时间约为一周左右。此时，只要丈夫和家人多关心，大约一周左右就可以好了。

（2）有些产妇会出现较为严重的症状。如郁郁寡欢、食欲不振、无精打采，甚至常常会无缘无故地流泪或对前途感觉毫无希望，更有甚者会有罪恶感产生，失去生存欲望，这就是比较严重的产后忧郁症了。

（3）产后精神病。约有0.14%~0.26%的忧郁症产妇，会出现沮丧的心情、幻觉、妄想、自杀或杀婴的精神病症状，此时产妇已经严重患有"产后精神病"。其中有些产妇在未怀孕前，本身早已有精神病的征兆，只是没注意到而已，出现这种病症应立即到医院精神病科进行治疗。

2. 心理变化的原因

很多女性在产后会发生情绪不稳的现象，突然一分钟觉得很高兴，到了下一分钟却无缘无故地想要哭，有时会有轻微的难过和沮丧、精神无法集中、食

欲差，甚至有睡不着觉的状况。为什么会出现
这种情况呢？

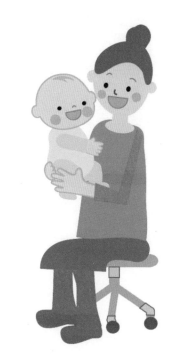

（1）角色的转换。产前自己是大家注目
的主角，而产后大家的注意力都集中在婴儿身
上，似乎主角的地位被取代，失落的情绪就会
油然而生。

（2）身材恢复与否。担心自己的身材不能
恢复，因而对于当初怀孕有点后悔，甚至心中
充满焦虑和悔恨。

（3）难以担当母亲的角色。初为人母的
产妇，常常为了照顾婴儿，弄得自己手忙脚乱
的，无法好好地照顾婴儿，最后因为身心俱疲而怀疑自己是否有能力胜任母亲
的角色。

（4）婴儿的性别和期望有落差。传统观念一向重男轻女，现在尤其是在
农村，一些产妇因为生女孩儿自怨自叹。

（5）生产方式未如预期。有些产妇原本想自然生产，却因为生产过程不
顺而剖宫产，所以会感到很失望，加上手术后伤口疼痛的困扰，而有悔不当初
的感觉。如果新生儿情况不佳，也会让产妇因担心婴儿的安危而忧心不已。

3. 产后心理问题的防治

（1）帮助产妇认同母亲的角色。由于大多数女性皆初为人母，不懂得育
儿经验，护士和家人应主动关心她们，消除产妇自认为无能的心态。

（2）产妇要注意多休息，保证充足的睡眠。长辈们多传授一些育儿经验或者动手帮忙照顾婴儿，让产妇有足够的时间休息。

（3）保持情绪稳定。产妇不要强迫自己做不想做的事，这样可以不至于产生不稳、焦虑的情绪。

（4）有意识地自我控制。产妇心里有不快时，在与亲人沟通同时，产妇亦要控制自身的心理变化，切不可听之任之忧郁、愁闷发展。

（5）家人要营造一个温馨和睦的家庭氛围。特别是丈夫的体贴、关爱，对预防产妇出现产后抑郁症状极其重要，切忌只顾婴儿，把产妇晾在一边无人过问。

4. 忧郁症的高危险群

未满20周岁的产妇。

未婚的单亲妈妈。

收入少、经济状况差、居住条件差的产妇。

产妇本人出身于单亲家庭。

产妇本人在童年时期，因父母照顾不周而一直缺乏安全感。

产妇在怀孕期间，同丈夫关系不好或缺乏家人的关心。

产妇教育程度不高。

孕前或怀孕期间，常出现情绪失控的现象。

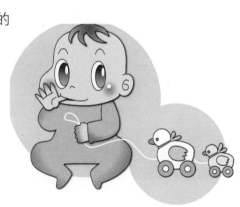

可以深谈或依赖的家人或朋友很少。

怀孕或产后期间生活压力太大。

第二节 产后的护理

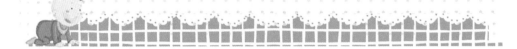

孕妇分娩后到生殖器官完全恢复的一段时间称为产褥期，一般需6~8周。这段时间俗称"坐月子"。由于生产时的劳累、出血及子宫内留有创面，加之产后哺乳，使体力大量消耗，身体抵抗力下降。此时稍有不慎，就会引起疾病。因此，产后护理十分重要。

一 "坐月子"有多重要

在坐月子的过程当中，实际上是妈妈整个的生殖系统恢复的一个过程。恢复得不好，会影响产妇的身体健康。

产前孕妇担负着胎儿生长发育所需要的营养，母体的各个系统都会发生一系列的适应变化。子宫肌细胞肥大、增殖、变长，心脏负担增大，肺脏负担也随之加重，妊娠期肾脏也略有增大，输尿管增粗，肌张力减低，蠕动减弱。其他如内分泌、皮肤、骨、关节、韧带等都会发生相应改变。产后胎儿娩出，母体器官又会恢复到产前的状态。子宫、会阴、阴道的创口会愈合，子宫缩小，膈肌下降，心脏复原，被拉松弛的皮肤、关节、韧带会恢复正常。这些形态、位置和功能能否复原，则取决于产妇在坐月子时的调养保健。若养护得当，则恢复较快，且无后患；若稍有不慎，调养失宜，则恢复较慢。而且，"坐月子"这一段时间是产妇的"多事之秋"，产褥感染、乳腺炎、子宫脱

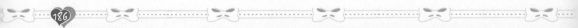

垂、附件炎等多种严重威胁产妇健康的疾病，都可在这段时间内发生。同时，民间许多关于"坐月子"的陈规旧俗，也会给产妇带来困惑和压力。

二 正常产妇须知事项

（1）适当的活动。正常分娩后鼓励早下地，产后运动在产后24小时即可开始，如抬腿、仰卧起坐、缩肛运动等。因为早期起床活动可促进子宫收缩，帮助盆腔组织、腹壁肌肉恢复。最好定期俯卧及作产后保健操，这样不但可预防尿失禁及子宫脱垂，而且有利于身体健美。

（2）饮食要营养丰富。分娩后产妇除自身需要恢复外，还有喂哺小婴儿的重任，因此营养需要量比较大。正常产后1小时就可进流食或清淡半流食，以后要吃营养丰富、容易消化的饭菜，如牛奶、鸡蛋、鸡、鱼、瘦肉、豆制品、新鲜蔬菜和水果等。为了增加产后乳汁分泌，可吃猪蹄汤、肉骨头汤、鲫鱼汤等。饮食要多样化，荤素搭配，还可喝一些红糖水。忌吃生冷及有刺激性的食物。忌盐，产后尿多、汗多，需补充一定量的盐分，但也不可吃得太咸，因新生儿肾脏功能不完善，排钠能力较差，若妈妈食盐过多，则母乳中含钠多，加重婴儿肾脏负担。

（3）产妇要及时大小便。如产后6～8小时仍不能自行排尿，可扶其坐起排尿，或热敷下腹部膀胱区，这样有利于子宫收缩。为防止大便干燥，可给产妇多吃些蔬菜，若产后3天仍不排大便者，可使用开塞露或口服缓泻药。

（4）产后休息环境。产后最初24小时内应严格卧床休息，保证充足睡眠。冬季室内要注意保暖，防止受凉感冒。夏季室内温度也不要过高，以防中暑。并要定期开窗通风，保持空气新鲜。

（5）会阴切口的护理。为减轻会阴伤口疼痛，要保证坐垫柔软。会阴伤口受恶露、尿液、汗液污染，距肛门又近，很容易感染，每日消毒会阴伤口是必须的；出院后最好继续2周左右，大小便后能随时冲洗更好。会阴组织血管丰富，伤口愈合快，但并不牢固，用力下蹲、大腿过度外展或摔倒会使伤口再度裂开，要注意保护。产后24小时后可用红外线烤灯或台灯，距30厘米处烘烤会阴伤口，热而不烫，每日2次，每次30分钟，效果很好。

（6）产褥期内禁止同房，不宜洗盆浴（可洗淋浴），以防生殖器官发生感染。

三　剖宫产产妇须知事项

（1）随着术后镇痛的开展，术后12～24小时内产妇多无明显疼痛，多于术后第二日自觉切口及子宫收缩疼痛难忍，可于此时给予止痛药物，一次或两次的止痛剂使用并不会影响切口愈合，不必顾虑重重，一味忍耐。

（2）剖宫产产妇由于手术时对肠道的刺激和麻醉影响，肠蠕动受抑制而有不同程度的肠胀气，一般术后24小时肠蠕动就逐渐恢复，待肛门排气后腹胀就随之缓解。术后要多翻身，早下地，以促进肠蠕动，可在术后12小时以后进少量水或汤汁以刺激肠蠕动，促进排气。

（3）术后24小时后要试着下地活动，并逐渐增加活动量。这不但能促进肠蠕动和子宫复旧，还可预防术后肠粘连、血栓性静脉炎等并发症。

（4）一般术后12小时可进适量水及米汤，第二天可进清淡流食，如米汤、鱼汤等，不要喝牛奶和糖水，以免加重肠胀气。肛门排气后可进半流质饮食，如稀粥、汤面、馄饨等，术后5～7天可吃易消化的产后普通饮食。

（5）产后每天冲洗外阴1～2次，卫生纸、卫生巾要勤换，预防产褥感染，同时要注意保持腹部切口清洁。

（6）产褥期间如有恶露血性、量多不断，或恶露本已变浅、量少，又突然有多量出血，应及时到医院检查。

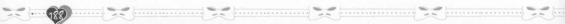

（7）剖宫产后，子宫切口瘢痕永远存在，要特别重视避孕，积极采取有效措施，以免流产时手术难度增加且穿孔等危险。

四 产后"坐月子"必读

1. 坐月子的基本原则

（1）慎寒温。随着气候与居住环境的温、湿度变化，产妇穿着的服装与室内使用的电器设备应做好适当的调整，室内温度约25～26℃，湿度约50%～60%，穿着长袖、长裤、袜子，避免着凉、感冒，或者使关节受到风、寒、湿的入侵。

（2）适劳逸。适度的劳动与休息，对于恶露的排出、筋骨及身材的恢复很有帮助。产后初始，产妇觉得虚弱、头晕、乏力时，必须多卧床休息，起床的时间不要超过半小时，等体力逐渐恢复就可以将时间稍稍拉长些，时间还是以1～2小时为限，以避免长时间站立或坐姿，导致腰酸、背痛、腿酸、膝踝关节的疼痛。

（3）勤清洁。头发、身体要经常清洗，以保持清洁，避免遭受细菌感染而发炎。

（4）调饮食。前面三项每一个人都没有差别，饮食方面就有个人体质的差异性，应该有所不同；再者，产后排恶露、哺乳也许有不顺的情形，或者有感冒、头痛、口破、皮肤痒、胃痛等等疾病发生，饮食与药物就必须改变。古代由于环境简陋，生活条件差，又没有电器设备，因此规定较严，而有一个月不能洗头、洗澡的限制，现代人不必如此辛苦，但是坐月子的饮食还是以温补为主，最好请医师根据个人体质作调配比较妥善。

2. 坐月子的食物一定要加酒吗?

坐月子的食物应该加姜片同煮,因为生姜有温暖子宫、活络关节的作用。酒的作用是活血,有助于排恶露,若恶露已经干净,食物仍然用酒烹调,可能导致子宫不收缩、淋沥不尽。

3. 人参大补元气,为什么坐月子期间禁止服用?

人参补气止血,刚生产完的住院期间,正在开始排恶露,若服人参(高丽红参)会使得血晕变少,恶露就难以排出,导致血块淤滞子宫,引起腹痛,严重的还会有胎盘剥落不完全,引起大出血的案例。因此,必须等到产后两三星期左右,血块没有了,才能服用人参茶。

4. 季节对产妇进补的影响

春夏秋冬四季由于温度差异大,因此产妇的饮食必须有所调整,否则会有副作用发生。一般传统的坐月子饮食,性质温热,适用于冬季,春秋时节生姜和酒都可稍稍减少,若是夏天盛热之际,可不用酒烹调食物,但是姜片仍不可完全不用,每次约用2~3片。

5. 不同体质属性及其适用食物分析

(1)寒性体质:

特性:面色苍白,怕冷或四肢冰冷,口淡不渴,大便稀软,尿频量多色淡,痰涎清,涕清稀,舌苔白,易感冒。

适用食物:这种体质的产妇肠胃虚寒、手脚冰冷、气血循环不良,应吃较为温补的食物,如麻油鸡、烧酒鸡、四物汤、四物鸡或十全大补汤等,原则上不能太油,以免腹泻。食用温补的食物或药补可促进血液循环,达到气血双补的目的,而且筋骨较不易扭伤,腰背也较不会酸痛。

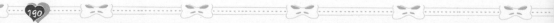

宜食：荔枝、龙眼、苹果、草莓、樱桃、葡萄。

忌食：寒凉蔬果，如番茄、香瓜、哈密瓜、西瓜、木瓜、葡萄柚、柚子、梨子、杨桃、橘子等。

（2）热性体质：

特性：面红目赤，怕热，四肢或手足心热，口干或口苦，大便干硬或便秘，痰涕黄稠，尿量少、色黄赤、味臭，舌苔黄或干，舌质红赤，易口破，皮肤易长痘疮或痔疮等。

适用食物：不宜多吃麻油鸡；煮麻油鸡时，姜及麻油用量要减少，酒也少用。宜用食物来滋补，例如山药鸡、黑糯米、鱼汤、排骨汤等，蔬菜类可选丝瓜、冬瓜、莲藕等较为降火，或吃青菜豆腐汤，以降低火气。腰酸的人用炒杜仲五钱煮猪腰汤即可，才不会上火。

不宜多吃：荔枝、龙眼、苹果、柳橙、草莓、樱桃、葡萄。

（3）中性体质：

特性：不热不寒，不特别口干，无特殊常发作之疾病。

适用食物：饮食上较容易选择，可以食补与药补交叉食用，没有什么特别问题。如果补了之后口干、口苦或长痘子，就停一下药补。

6. 月子里的妈妈注意事项

（1）婴儿刚出生后要立即给婴儿喂一次母奶，因为这时婴儿的意识刚刚产生，记忆最强，为以后成功哺喂提高概率。

（2）拔掉尿管后尽快下床活动，要自己小便和大便，以防止肠粘连出现。走路时用手轻轻按住伤口，腰稍微弯曲一点，以减轻伤口疼痛感。

（3）起床时先侧身体。再用肘部撑在床上，一手按住伤口，慢慢起来。

（4）婴儿出生头三天不要吃催奶的食物，因为这时一来婴儿需要的奶量不大，二来发奶太快会造成漏奶。如果感觉奶很胀的情况下，可以用手挤出来，或者请人帮忙。一定要让奶出来，不然容易堵塞乳腺，最后大人婴儿都吃亏。

（5）产妇的饮食要注意饮食均衡，少吃多餐，多喝汤的同时要吃些青菜。

（6）20天内的妈妈最好多卧床休息。因为怀婴儿的时候人的脊椎为了支撑重量是向后倾斜的，一旦婴儿出生后，重量突然消失，脊椎恢复日常状况需要一个过程。

（7）妈妈外出活动时，一定要注意头部和脚部的保暖，不要站在风口处。

（8）给刚出生不久的婴儿喂奶时，奶一定要稀释，然后用用勺子喂。

（9）刚出生的婴儿要喂些葡萄糖水（或用用水稀释），一天3次，一次10毫升，目的是为了帮助婴儿消退黄疸。新生儿黄疸一般会在三天后出现，7~14天后消失。如果14天后不退黄，就要到医院去看下。注意有的婴儿是母乳性黄疸，不吃妈妈的奶就会好的。

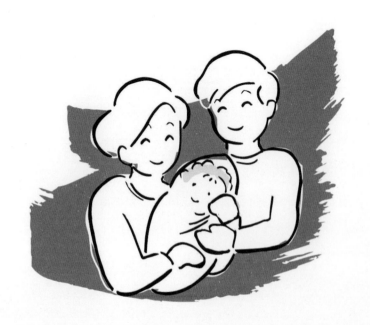

第三节 产后保健

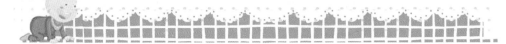

一 产后检查不容忽视

十月怀胎，终于生下婴儿后，很多妈妈都感觉松了口气。重心开始转移到新出生的婴儿身上，产妇对自己的身体也没有在怀孕期间那么注意了，而产后检查往往被忽视。其实，产后检查也是十分重要的，它能及时发现产妇的多种疾病，还能避免患病产妇对婴儿健康的影响，对妊娠期间有严重并发症者尤为重要。

产后检查一般应安排在产后42~56天内进行。

产后检查项目：

1. 全身情况检查

（1）测量体重。体重增加过快应加强锻炼，体重偏低应加强营养。

（2）测血压。如血压尚未恢复正常，应查明原因，对症治疗。

（3）患有心脏病、肝炎、甲亢和泌尿系统感染疾病的产妇，应到内科做详细检查。

（4）血、尿常规化验。

2. 妇产科的检查

（1）检查会阴及产道裂伤愈合情况，骨盆底肛门组织紧张力恢复情况及阴道壁有无膨出。

（2）检查阴道分泌物的量和颜色。

（3）检查子宫颈有无糜烂。

（4）检查子宫大小是否正常和有无脱垂。

（5）检查子宫附件及周围组织有无炎症。

（6）检查乳房有无疼痛或肿物，乳汁是否充足。

（7）对于剖宫产者，要检查腹部伤口情况。

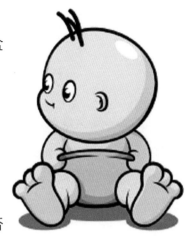

二 产后常见疾病及预防

（1）尿滞留。许多产妇在分娩后会出现小便困难，膀胱里充满了尿，但尿不出来或有尿不净的感觉。

引起的原因有三种。一是生理因素：分娩时胎头先露部分对膀胱和尿道的压迫，引起这些器官的充血、水肿，尿道变窄，妨碍排尿；同时怀孕后腹壁长期处于紧张状态，而分娩后一下子变得松弛，使膀胱肌张力和收缩力降低，失去限制而扩张，对尿量引起的压力不敏感，即使膀胱充盈也无尿意，以致尿潴留。二是心理因素：分娩时子宫阵缩的疼痛、会阴切开或剖宫产伤口的疼痛都会引起尿道括约肌反射性痉挛性收缩，产妇排尿时腹压加大，感到疼痛，产生畏惧心理，怕排尿，引起尿潴留。三是习惯因素：分娩后产妇身体虚弱，需卧床休息，如不习惯卧床排尿，也会产生排尿困难。

预防办法：首先解除恐惧心理，产后适量饮水，4小时内及时排尿，即使无尿意也要主动排尿。因手术原因需卧床排尿而又不习惯者，可自我训练使用

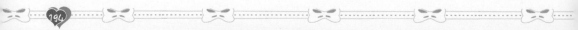

便盆。

（2）子宫脱垂。产妇若发生子宫脱垂，会感到小腹、外阴及阴道有下坠、酸胀感，严重时子宫从阴道脱出，子宫颈很容易破溃、糜烂、感染，继发排尿困难或尿失禁等症状。

预防办法：采取新法接生，预防急产、滞产；适时活动，如无特殊情况，产后24小时即可开始做轻微活动，以后逐渐增加活动量；预防便秘、上呼吸道感染等；妊娠后期至产后40天内不干重活、不从事蹲位劳动；产后2～3周开始做产后保健操；积极做好产后健康检查。

（3）乳腺炎。哺喂母乳的妈妈最常遇到的困扰便是乳腺炎。乳腺炎多半是因为奶水未排空、乳头感染所造成。当奶水未完全排空，输乳管被乳汁塞住后，通常会出现局部的硬块，称为乳汁滞留。若是乳头破掉造成乳房被细菌感染，便称为感染性乳腺炎。

预防办法：尽早哺喂母奶，不但有助于宝宝增强吸吮能力，也有助于乳汁排空，间接避免乳腺炎的发生。另外，妈妈在哺喂过程中，可试着让宝宝从各个角度吸吮乳头，乳汁较易排空。

三 产后用药

1. 妈妈用药时应遵循的原则

（1）可用可不用的药不要用，必须用的药，应严格按医嘱的规定剂量和疗程服用。

（2）同类药物，选用对母婴危害较小的，如抗生素尽可能选用青霉素类和其他毒性较小的。

（3）尽量减少联合用药和辅助用药。

（4）当必须使用禁服药物时，应暂时停止哺乳。

2. 妈妈用药须知

（1）哺乳期的妈妈不要轻易服用维生素B_6、雌激素、阿托品类和利尿类等西药，还有炒麦芽、花椒和芒硝等中药，这些药物会减少乳汁分泌。

（2）哺乳期妈妈慎用的还有磺胺类药物，这些药物可导致新生儿溶血、新生儿黄疸；另外，妈妈们使用抗真菌类药物时，局部用药方式较安全些。

（3）哺乳期妈妈要禁止服用氨基糖甙类抗生素，如硫酸阿托品、硫酸庆大霉素等，因为这些药物可以造成听神经损害，严重时会导致婴儿耳聋；还有奎诺酮类抗生素，这些药物会影响婴儿骨骼的生长；还有镇静类药物，如苯巴比妥、阿米妥等，这些药物可以使婴儿嗜睡，造成婴儿代谢缓慢、发育不良。

提示：哺乳妈妈们患病后需要用药治疗的，无论是口服还是外用，都需要在医生指导下进行，并密切观察婴儿的情况，绝对不可自行购药及用药，以免影响婴儿的健康生长。

第四节 产后美体与健身

新妈妈经历了怀孕和生育后，体形、容貌都会发生不同程度的变化，看上去好像变丑了。由于日夜看护婴儿，导致睡眠不足，黑眼圈、色斑、皮肤松弛都会找上新妈妈，就连平时最自豪的身材也会变得臃肿，这着实很让新妈妈烦恼。

其实，只要合理的饮食、适量的运动，再加上一些保养，不出一年，新妈妈还会恢复到以前光彩亮丽的模样。

一 产后美容与护肤

1. 美容要注意哪几个方面的保养

（1）头发的保养。保持头发清洁很重要。在家洗头发的时候，用洗发香波揉搓之后要好好冲洗，用毛巾仔细擦去水渍，然后再涂护发素，水冲干净，最后仔细用毛巾擦干。一般从第1周就可以洗头发了。

如果用电烫，最早也得在产后1个月以后，因为生婴儿前后皮肤变得敏感，因烫发发生皮炎的情况不少见。为此必要时可事先在腕的内侧做个试验，如无反应，烫发就可平安无事了。

产后3个月，脱发会多起来，对这种脱发不必担心。只要充分的休养和保证营养，脱发就能停止。所以首先要使身体得到充裕的休息，吃足够的脂肪和蛋白质，每天也吃些海带之类食品。

保养头发，可以用优质的洗发剂洗头，并充分地冲洗。而后用生发香波好好地揉擦，再仔细地冲洗干净。

一般产后因易脱发，加上产后育儿、哺乳等，母亲身体体力的恢复也需要一段时间，所以大部分母亲妊娠中后期均习惯剪去长发。产后的发型可根据母亲的爱好而定，发式易简洁些，便于洗发和平日的方便。

（2）皮肤的保养。这个时期为了授乳和照顾婴儿，睡眠往往是不足的。而保养皮肤的关键，是争取好的睡眠。

保养皮肤要用上等优质的香皂洗脸，充分地洗涤，并使用乳液和营养雪花膏。

产后3个月左右，如果困了，不能只用冷水洗洗脸，提提精神，而应去休息。要充分地使用冷霜和营养雪花膏。最好每周做1次按摩和美容。

产妇在产后两星期方可正常洗澡，因皮肤容易干燥，所以洗后最适宜擦点乳液，润泽皮肤。手、足及口唇也特别容易干燥，最好选用含有维生素A及维生素D的油膏，这样对于产后本身的容貌及身段自然可保持原来的美丽了。

2. 新妈妈还应知道的

（1）产后干洗头法。产后不宜洗头的，但又很脏的产妇，可用此法。就是将三块纱布插进头发中，充分梳刷头发及头肌，事前又把适合自己的洗发水均匀地涂在头肌上，如能换过两三次纱布，便相当洁净了。

（2）脸上长了雀斑。一旦妊娠，皮肤的色素沉着就增强了。平时月经期也能多多少少见到这种情况，平素不太显眼的色斑可以清楚地显现出来。

办法：每天用精华液，还要每周用清洁霜做护理。但每次护理完了要把脸上的残留物洗干净。

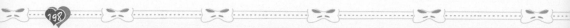

（3）乳房下垂状、乳头颜色变深怎么办？

办法：配上合适的胸罩。另外可用美乳霜，每天按摩乳部一次。按摩的方法是用掌由下而上地分两边按摩，切不可用力，否则会弄巧成拙。

（4）腹肌松弛。由于分娩后腹肌呈重度松弛的，尤其是体质无力型的和内脏下垂的某些人，这种情形更为明显。

办法：可以采用肚兜，为期大约4个月之久，不过，要注意肚兜勿过于紧窄，以免影响健康。

二 产后减肥与瘦身

全身的赘肉是产后新妈妈最最苦恼的事。看着镜子中大腹便便的自己，简直伤心欲绝。如何恢复原来的苗条身材、重拾美丽往昔呢？

1. 产后减肥瘦身的方法

（1）月子里少食或完全不吃含盐调味品。一般说来，怀孕全过程所增加的体重约12kg。那么这12千克的重量如何从身体上消失就成了新妈妈关注的焦点。现在我们计算一下，婴儿连同胎盘的重量约5.5kg，还有6.5kg，而其中，水分就占60%以上。换言之，因怀孕的各种因素而产生的水分，必须在妈妈分娩后慢慢地排出。因此，若是在坐月子期间，吃的食物太咸或含有酱油、醋、番茄酱等调味品，或是食用腌渍食品、罐头食品等，都会使身体内的水分滞留，不易排出，体重自然无法下降了。所以产妇在产后第1周最好尽量少吃盐或调味品，少食喝水。

（2）亲自哺乳。妈妈的身体为了制造乳汁，会将怀孕期间所储存的脂肪组织一点一点消耗掉。每天制造乳汁，大约消耗2092～3347.2J（500～800Cal）的热量，一个月后，会比不喂哺母乳的妈妈多消耗62 760～10 0416J（15000～24000Cal）热量，换算成脂肪的话，那就是将近

2kg的肥肉。

医学研究证明，亲自哺乳的妈妈比较能早日恢复身材，并且降低乳腺癌、卵巢癌的发生率。

（3）实施阶段性食补。产后第1周的主要目标是"利水消肿"，使恶露排净，因此绝对不能大补特补。正确的进补观念是：先排恶露、后补气血，恶露越多，越不能补。

还要掌握阶段性食补的概念。简单地说，就是前2周由于恶露未净，不宜大补，饮食重点应放在促进新陈代谢，排出体内过多水分上。如第1周以"麻油猪肝"为主要食品，帮助子宫排出恶露与其他废物。第2周则以"麻油腰子"活化血液循环，预防腰酸背痛。等到第三四周，恶露将净，才可以开始吃"麻油鸡"，补血理气。

除此之外，饮食上更应力求清淡、少盐、忌脂肪、趁热吃饭、细嚼慢咽、谢绝零食等等，如能遵守这些原则，月子内的进补就不会有发胖之虞，可谓两全其美。

（4）使用束腹带、束腹裤和及时运动。束腹带和束腹裤能帮助收减产后腰围，还有预防内脏下垂和皮肤松弛的作用，可以将下垂的腹部完全提起并予以支撑、塑型。顺产妈妈在产后就可使用，剖宫产妈妈一般要在产后两日之后方可使用。束腹带可以帮助剖宫产妈妈承托腰骨，减少腹部弯曲引致伤口的痛楚。使用束腹裤要在医生的指导下使用。

束腹裤和束腹带最好只在日间使用，晚上睡觉时应解开，这样才能保证血液循环的运转良好。

产妇虽然应避免劳动，但适度运动以消除腰部、臀部的赘肉、恢复弹性是有必要的。一般来说，产后14天就可以开始进行腹肌收缩、仰卧起坐等运动。总之，产后运动要持之以恒，才能收到效果。

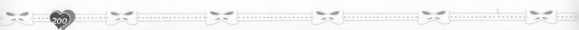

2. 产后减肥的 4 个误区

（1）生育后马上做减肥运动。新妈妈刚生育不久就做一些减肥运动，可能会导致子宫康复放慢并引起出血，而剧烈一点的运动则会使新妈妈的手术断面或外阴切口的康复放慢。因为在怀孕期间，体内荷尔蒙发生变化，使结缔组织软化，生育后的几周内，一些关节特别容易受伤。

如果新妈妈是剖宫产，情况则更加危险。所以新妈妈做瘦身运动应该选好时机才不至于损害到身体。顺产妈妈一般在产后4～6星期就可以开始做产后瘦身操，而剖宫产妈妈一般6～8星期后，经医生诊断伤口复原了，才可做产后瘦身操。

（2）贫血还要减肥。新妈妈因为生育会流失大量血，而贫血会造成产后恢复缓慢。如果在没有解决贫血的情况下，瘦身势必会加重贫血。含铁丰富的食品如红糖、鱼、肉类、动物肝脏等，还包括脂肪含量较低的金枪鱼和牛肉，都应是新妈妈食谱中的常客。

（3）哺乳期减肥。哺乳期间不适合减肥，因为节食不当可能会影响乳汁的品质，但要提醒新妈妈的是，要想减肥，就好好喂奶，因为哺乳可以让你消耗热量，即使多摄取汤汤水水，你的体重也不会增加很多。如果是母乳喂养，一般宝宝出生后6个月可考虑断乳进行瘦身运动；如果未进行母乳喂养，可在产后3个月时根据自身的健康状态着手瘦身。

（4）在便秘的情况下减肥。产后水分的大量排出和肠胃失调极易引发便秘，所以新妈妈瘦身前应先消除便秘，因为便秘不利于瘦身。有意识地多喝水和多吃富含纤维的蔬菜是预防和治疗便秘的有效方法，红薯、胡萝卜、白萝卜等对治疗便秘相当有效。便秘较严重时可以多喝酸奶和牛奶，早晨一起床就喝一大杯水以加快肠胃蠕动，每天保证喝7～8杯水。

3. 新妈妈瘦身饮食原则

坐月子要进补，这就是导致许多新妈妈产后身材走样的主要原因，新妈妈喝许多油腻的汤，热量肯定超标。因此，饮食上既要考虑到质的一面，也要考虑到量的一面。

产后哺乳妈妈每天应摄取热量不低于2000kCal，如果产后不哺乳，热量摄取应控制在1800kCal以内，并应减少食用油和糖的摄取，增加蔬菜的摄取量，建议多吃那些易产生饱腹感且卡路里含量低的食物，如海藻类、蘑菇类。食物以肉类、鲜鱼、大豆、豆腐、牛奶等优质蛋白食品为主。

多吃菜少吃饭：对那些不到肚胀不放碗的妈妈很难瘦身成功，这时应减少饭量，增加菜量。

吃饭时要多嚼慢咽：聪明的瘦身法应该尽量拉长用餐时间，一般一餐至少花20分钟以上。而更重要的是要细嚼慢咽，每口至少咬10~20下才可下咽，这样既可提早产生饱腹感，又不增加胃的负担。

以鱼代肉：鲜鱼，尤其是白色肉质的鲜鱼，脂肪含量比其他肉类都低，且几乎不含胆固醇。

以水果代替零食：零食的热量极高，想要减肥还是控制一下自己，否则会在不知不觉中吃进很多热量。如果有想吃零食的念头，就选一些水果来吃，比如说苹果、香蕉等。

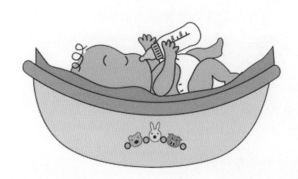

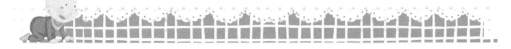

第五节 产后饮食调理

一 产后饮食的重要性

产妇的身体消耗是比较大的。产妇在"坐月子"期间，饮食调理是不能忽视的，一方面是补充在分娩时的耗损，另一方面不断地补充足够的营养，使母体分泌充足的乳汁来哺育婴儿。所以，产妇的饮食调理是非常重要的。

产后与怀孕的时候一样，要非常重视营养的补充，从以下三点理由就可以说明。

1. 为了补充产后足够的营养

女性在产后处于调节自己的身体、提高抵抗力、增强对外界环境应激能力的阶段，同时还要将体内的营养通过乳汁输送给新生婴儿。

科学证明，女性产后的营养需要比妊娠时还要多，所以必须加强日常饮食调养，多进食营养丰富的食物，合理安排一日三餐，补充足够的营养素，以满足产后身体营养的需要。

2. 为了产妇身体早日复原

虽然分娩后产妇要忍受肉体上的痛苦，承担体力上的巨大消耗，但是尽快恢复身体健康，早日复原是十分必要的。

产妇进行饮食调养时要认识到，一口不能吃成胖子，产妇身体的恢复需要科学的饮食调养，不仅要补充足够的营养素，还要根据虚损的程度、类型等，合理地施以相应的饮食疗法。如果产妇的体质过于虚弱，可以通过饮食调养为产妇提供身体复原所需要的营养物质和热量，消除分娩给产妇造成的虚损，促进产妇的体质恢复到孕前的最佳状态。

3. 为了防治产后病

防治产后病，饮食疗法对产妇来说尤为适宜。它不仅可补充产妇所需的各种营养物质，提高免疫功能，增强抗病能力，预防疾病的发生，而且可以作为已患产后病的产妇的治疗饮食，可谓一举两得。

二 产后饮食原则

1. 平衡膳食

这是最基本也是最重要的一条原则。荤素搭配，营养均衡，既要让自己的身体能摄取足够的营养，又要避免营养过剩。

2. 多喝水

人体所有的生化反应都必须溶解在水中才能进行，包括废物的排出。因此，产后一定要多增加水分的摄取，以排出体内毒素。

3. 增加生菜、水果的摄取

生菜、水果里有许多抗氧化营养素，是维生素C、维生素P等等的良好来源。抗氧化营养素可清除体内自由基，可以减少我们的细胞受到的伤害。

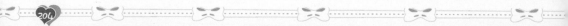

4. 多吃粗粮

糙米、全麦食品等粗粮，不仅含有丰富的营养素，其中的膳食纤维还可以预防便秘、大肠癌，这对减肥是很有益处的。

三 产后饮食宜忌

1. 妈妈产后适宜吃哪些食物

产妇的饮食也是有规律的，并不是乱吃乱补的，比如说产后大量食用母鸡会加大产妇体中雌激素的含量，使催乳素功能减弱甚至消失，导致回奶。而公鸡体内所含的雄激素有对抗雌激素的作用，因此会使乳汁增多，且公鸡所含脂肪少，可避免产妇发胖。

对于那些口味比较重的女性朋友一定要注意了，还有那些喜爱辛辣食品的女性，如果产后吃这些食物会造成上火、口舌生疮、大便秘结等现象的发生。

产后的营养不是一天就可以补充完了的，所以一定要注意一步一步的来，从产后的第一餐的食物就一定要注意了。

照顾产妇的人们一定要注意，产后的第一餐饮食应选易消化、营养丰富的流质食物。如糖水煮荷包蛋、冲蛋花汤、藕粉等。第二天就可以吃一些软食或普通饭菜了。产后5~7天应以米粥、软饭、烂面、蛋汤等为主食。不要吃过多油腻之物，如鸡、猪蹄等。产后7天以后胃纳正常，可以进食鱼、肉、蛋、鸡等，但不可过饱。在产后1个月内，宜一日多餐，每日餐次以5~6次为宜。

产后妈妈要多吃催乳食物，红糖水、牛奶、豆浆、小米粥、鸡汤、肉汤、鱼汤、虾肉、猪蹄、母鸡、花生、黄豆、黄花菜、鲤鱼、鲫鱼、墨鱼等均为下乳佳品。其他还有如猪肝、豆制品、红小豆、豌豆、丝瓜、花生、芝麻等。丝瓜可炒鸡蛋，或做鸡蛋丝瓜汤等。

产后妈妈除了多吃些肉、蛋、鱼等食品补充蛋白质外，还要多吃一些蔬菜，用来补充维生素、铁等营养元素。

莲藕：含有大量的淀粉、维生素和矿物质，是祛瘀生新的佳蔬良药。新妈妈多吃莲藕，能及早清除腹内积存的瘀血，增进食欲，帮助消化，促使乳汁分泌，有助于对新生儿的喂养。

黄花菜：含有蛋白质及矿物质磷、铁、维生素A、维生素C等，营养丰富，味道鲜美，尤其适合做汤用，产褥期容易发生腹部疼痛、小便不利、面色苍白、睡眠不安，多吃黄花菜可有助于消除以上症状。

黄豆芽：含有大量蛋白质、维生素C、纤维素等，蛋白质是生长组织细胞的主要原料，能修复生婴儿时损伤的组织，维生素C能增加血管壁的弹性和韧性，防止出血，纤维素能通肠润便，预防便秘。

海带：含碘和铁较多，碘是制造甲状腺素的主要原料，铁是制造血细胞的主要原料，新妈妈多吃这种蔬菜，能增加乳汁中的含量。铁是制造红细胞的主要原料，有预防贫血的作用。

莴笋：含有钙、磷、铁等多种营养成分，能助长骨骼、坚固牙齿，尤其适合产后少尿和乳汁不畅的新妈妈食用。

2. 妈妈产后饮食禁忌

（1）应忌营养单一。产妇不要挑食、偏食，做到食物多样化，粗细、荤素搭配，广而食之，合理营养。

（2）应忌过硬不易消化食物。产妇身体虚弱，运动量小，如吃硬食或油炸食物，容易造成消化不良。

（3）应忌食辛辣等刺激性食物，如韭菜、大蒜、辣椒、胡椒等。该类食物可影响产妇胃肠功能，引发产妇内热，口舌生疮，并可造成大便秘结或痔疮发作。

（4）应忌食过咸食物。因咸食中含盐较多，可引起产妇体内水钠潴溜，易造成浮肿，并易诱发高血压病。但也不可忌盐，因产后尿多、汗多，排出盐分也增多，需要补充一定量的盐。

（5）忌食油腻食物。由于产后胃肠胀力及蠕动均较弱，故过于油腻的食物，如肥肉、板油、油炸花生米等应尽量少食，以免引起消化不良。

（6）应忌生冷食品。特别是夏季，产妇大多想吃些生冷食物，如冰糖、冰淇淋、冰镇饮料及拌凉菜、凉饭等，这些生冷食物将影响牙齿和消化功能，容易损伤脾胃，不利恶露排出。

（7）忌食坚硬粗糙及酸性食物。产后身体各部位都比较弱，需要有一个恢复过程，在此期间极易受到损伤，比如坚硬粗糙及酸性食物就会损伤牙齿使产妇日后留下牙齿易于酸痛的隐患。

（8）忌食过饱。由于产妇胃肠功能较弱，过饱不仅会影响胃口，还会防碍消化功能。因此，产妇要做到少食多餐，每日平时3餐可增至5～6餐。

（9）哺乳者禁食大麦及其制品，包括大麦芽、麦乳精、麦芽糖，因这些食物有回乳作用，故产后哺乳期应忌食。

四 产后妈妈饮食误区

1. 产后 42 天内节食

产后42天内，产妇的身体还未恢复到孕前的程度，还应保证营养的供给，所以不能节食。但也应注意，不要吃太多，否则会造成营养过剩。

2. 进食时不专一

进食同时做别的事，比如接听电话、看电视、翻阅杂志等。这种行为不但难以让自己产生食欲，而且会不专心品尝食物，身体吸收了热量，却不会产生"饱"的感觉。

3. 不吃早餐

据美国生理学家研究报告指出，人体的新陈代谢率是上午优于下午，下午大于晚上，换言，晚上吃得过多比较容易"堆肥"，所以不吃早餐并不会对减肥有利，不吃早餐的做法是不可取的。

4. 减肥期吃全素

虽然是在减肥期间，但是也要讲究营养的均衡。只吃植物类的食物，容易缺乏某些营养，如铁质、维生素D及B_{12}等，导致营养不良等问题，得不偿失。

5. 进餐之后立即坐卧休息

每次进餐之后，应该避免坐卧休息，最好是积极地从事各种日常活动。早中晚餐间隔时间应在6小时左右。

6. 进食吃得太快

进食时狼吞虎咽，这样可能会使自己失去戒心，一不小心就吃得太多。因为生理机能会在足够的时候自动发生"饱足"的信号，而这个过程大约需要20分钟，而且相当复杂。如果进食速度很快，可能在指令到达之前便已摄取过多的食物。

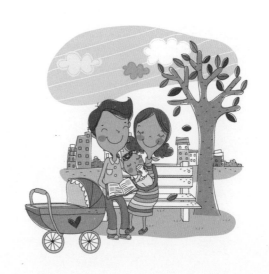

五 产后营养食谱推荐

冬笋三黄鸡

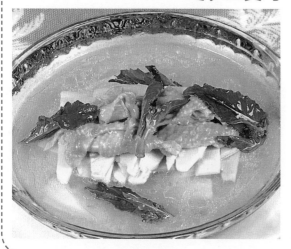

原料

鲜冬笋、三黄鸡、精盐、味精、鸡精、姜片、葱节、水豆粉、豌豆尖、精炼油、鸡汤、鸡油各适量。

制作方法

1.冬笋洗净切成片，焯水至熟漂冷；三黄鸡改成片。

2.锅中放入少许精炼油烧热，加入姜、葱略炒，然后下鸡汤、鸡片、冬笋片，依次调入精盐、鸡精、豌豆尖，待熟后勾少许水豆粉收汁即成。

操作要领

冬笋一定要焯水至熟，否则会影响口感。

鸡粒青豆

原料

鸡腿、青豆、精盐、味精、白糖、香油各适量。

制作方法

1.鸡腿去骨，改成黄豆大小的粒，码味上浆，入沸水锅中滑熟捞出；青豆煮熟，漂冷。

2.鸡肉加入青豆、精盐、味精、白糖、香油拌匀，装盘即成。

操作要领

滑鸡肉时间不宜太长，以免肉质变老。

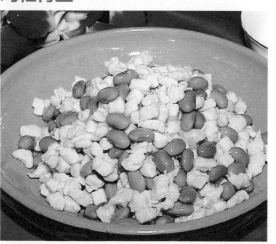

口蘑烧鸡

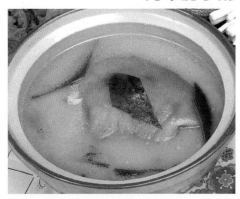

原料

土鸡肉、口蘑、鲜汤、姜片、葱节、精盐、味精、鸡精、胡椒粉、料酒各适量。

制作方法

1.土鸡肉斩成块；口蘑煮熟待用。
2.土鸡肉、姜片、葱节放入锅内爆香，淋料酒，掺入鲜汤，待烧沸后撇去浮沫，加盐、味精、鸡精、胡椒粉、料酒等调好味，待鸡肉烧至半熟时，下口蘑续烧至鸡肉熟软离骨，改大火收汁起锅即成。

操作要领

选用稍嫩的子鸡作原料，制作时一次性将汤掺足，中途不再添加。

海带肘子汤

原料

海带、肘子、精盐、味精、胡椒、鲜汤各适量。

制作方法

1.将海带用水浸泡至发软后，上笼蒸熟改刀待用。
2.将猪肘用火燎后，再用小刀刮洗干净，斩成块待用。
3.烧鲜汤，放入猪肘，炖至九成熟时下海带，加入调料即成。

操作要领

炖猪肘时应用大火，至汤汁变白后，才改用小火慢炖。

鲫鱼豆腐煲

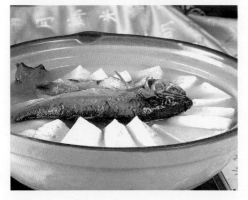

原料

鲫鱼、豆腐、黄瓜、火腿肠、米豆腐、香菇、精盐、味精、胡椒粉、鸡汤、化猪油各适量。

制作方法

1.鲫鱼治净；豆腐、黄瓜、火腿肠、米豆腐、香菇切2厘米宽、4厘米长的长方条。
2.锅中入化猪油烧热，放入鲫鱼煎一下，加入鸡汤，放进豆腐、黄瓜、火腿肠、米豆腐、香菇烧开，再调入盐、味精、胡椒粉煮2～3分钟，然后倒入煲内。走菜时随酒精炉上桌。

操作要领

鲫鱼有1～2条即可。

黄花鸡丝汤

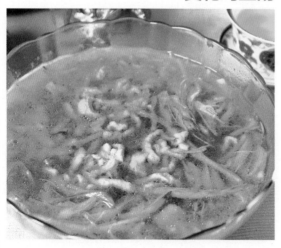

原料

鸡脯肉、鲜黄花、鲜汤、味精、盐、鸡油、蛋清、豆粉各适量。

制作方法

1.鸡脯肉洗净，切成丝；鲜黄花去蒂，用清水洗净。

2.锅中加入鲜汤，用大火烧沸，放入拌匀蛋精豆粉的鸡丝，煮至发白时，下入黄花、胡椒粉、味精、盐起锅，淋入鸡油即成。

操作要领

鸡丝上浆宜少，水分宜吸充足，这样口感才嫩。鲜黄花使用前需先用沸水焯透，以防止其生物碱给人体带来副作用。

肉馅酿藕盒

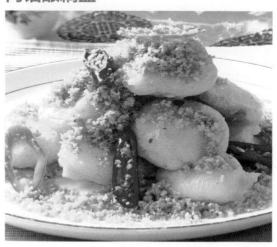

原料

莲藕、猪肉馅、豆豉、干辣椒节、脆皮粉、精炼油、精盐、味精、蒜末、姜末、葱末各适量。

制作方法

1.莲藕洗净，切成2厘米厚的藕片，共切24片，酿入猪肉馅，做成12个藕盒；脆皮粉加少许精炼油、清水调成脆皮糊。

2.锅中放入精炼油烧至五成热，将挂上脆皮糊的藕盒放入油中炸呈金黄色，捞出。

3.锅中留少许油，放入干辣椒节、豆豉炒香，再加进精盐、味精、蒜末、姜末、葱末、藕盒炒香，装盘即成。

操作要领

藕盒酿入猪肉馅时，应先撒上一些豆粉。

麻酱凤尾

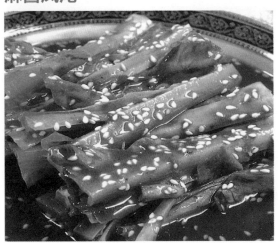

原料

青笋尖、熟芝麻、芝麻酱、精盐、白糖、香油各适量。

制作方法

1.青笋尖去老叶，洗净，切成筷子条，放入盘内。

2.将香油、芝麻酱、精盐、味精等调成汁，淋在青笋尖上，再撒上熟芝麻便成菜。

操作要领

要选用没有苦味的青笋尖。

青豆糕

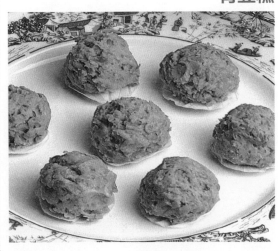

原料

青豌豆、面粉、白糖、泡打粉各适量。

制作方法

将青豌豆洗干净煮后压烂，倒在盆内加入适量面粉、白糖、泡打粉、清水和匀，做成圆球形，放在垫有菜叶的笼内，上笼蒸熟即可。

操作要领

青豆糕在成熟后，有时青豆发硬、口感不爽。关键是煮青豆时，要将煮熟的青豆压烂压茸后加入面粉及其他配料，这样口感才好，质地才佳。

鸡腿菇熘猪肝

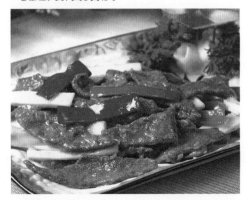

原料

猪肝、鸡腿菇、青红椒、葱段、精盐、味精、胡椒粉、鲜汤、精炼油各适量。

制作方法

1.猪肝洗净切成柳叶形；鸡腿菇、青红椒切成条；用精盐、味精、胡椒粉、豆粉、鲜汤兑成滋汁。

2.锅内放入精炼油烧热，下用精盐、豆粉码匀的肝片炒断生，再加入鸡腿菇、青红椒条、葱段，烹入滋汁簸匀，起锅装盘即成。

操作要领

炒制猪肝时加入少许料酒，口感更好。

开洋玉牌

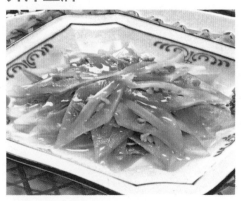

原料

鲜青笋、金钩、精盐、味精、高汤、料酒、香油各适量。

制作方法

1.青笋去皮洗净，用刀切成0.2厘米厚的菱形片，每片中再划二刀，泡入盐水中备用；金钩用温沸水泡1小时，入锅中用高汤、少许料酒煨入味。

2.取出金钩，将其逐个卡入青笋片中，堆码在盘内。

3.取调味盅，加入高汤、精盐、味精、香油调成咸鲜味汁，浇在青笋上即成。

操作要领

青笋片大小厚薄要均匀。金钩要煨入味。

黄豆烧猪手

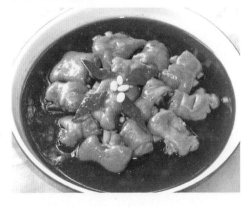

原料

猪蹄、精盐、豆瓣酱、胡椒粉、味精、料酒、姜片、葱段、泡椒、鲜汤、精炼油各适量。

制作方法

1.猪蹄用火烧至皮变黄色，用热水稍泡后把皮刮洗干净，用刀斩成块，装入高压锅中。

2.锅中放入精炼油烧热，下豆瓣酱、姜片、葱段、泡椒炒香，加入精盐、胡椒粉、味精、料酒，掺入适量的鲜汤烧沸，去渣后倒入高压锅中压30分钟取出，装盘即可。

操作要领

猪蹄一定要用高压锅压至熟软入味。

鲜香虾仁

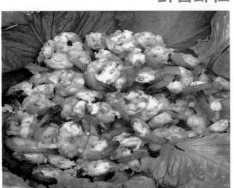

原料

虾仁、清汤、精盐、味精、蛋清、水豆粉、料酒各适量。

制作方法

1.虾仁挑去沙线放碗内，码味上浆。
2.锅置火上放入高级清汤烧沸，下虾仁，煮至入味且汤汁收干，盛出虾仁即成。

操作要领

虾仁码味时应先放盐、料酒，揉捏上劲后再放入蛋清豆粉上浆，在锅内不能久煮。

紫砂煨土鸡

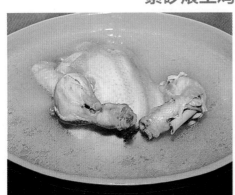

原料

土鸡、白果、鲜汤、熟鸡油、精盐各适量。

制作方法

1.土鸡宰杀、治净，氽去血水；白果去壳、去皮、抽心。
2.鸡入紫砂罐中，加入白果、鲜汤，加盖加封，用文火煨炖不少于8小时，待鸡肉熟后，烹入精盐、熟鸡油即成。

操作要领

汤一次性加足，中途不宜添加。炖鸡时，宜掌握好时间。用白果不宜过多，否则有闷人之感。

腐竹炖子兔

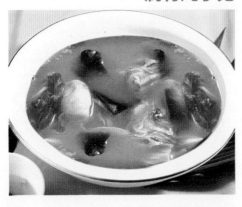

原料

子兔肉、猪脊骨、木耳、腐竹、姜块、精盐、鸡精各适量。

制作方法

1.兔肉、猪脊骨均斩成块，放入沸水中氽一水；木耳、腐竹洗净切成片。
2.猪脊骨、子兔肉、木耳、腐竹、姜块均放入沙锅，加入清水，炖约1小时，调入精盐、鸡精即可。

操作要领

木耳泡发后择洗干净。兔肉一定要新鲜。

墨鱼炖老鸡

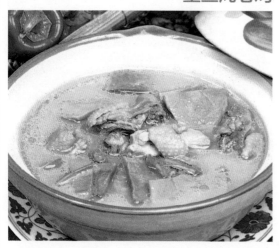

原料

土母鸡、干墨鱼、红枣、精盐、味精、料酒、姜片、葱片、葱（挽结）、碎胡椒、鲜汤各适量。

制作方法

1.鸡宰杀洗净，汆去血水，搓去汗皮；干墨鱼用温水涨发后，去骨洗净。

2.炖锅内加进墨鱼、老母鸡、红枣及调料，掺入鲜汤烧沸后，撇去浮沫，用武火炖30分钟，然后改用文火煨至熟，调好味即可。

操作要领

掌握好墨鱼的用量。注意炖制时火力的变化。

橙汁豆腐

原料

日本豆腐、豆粉、精炼油、澄汁、白糖各适量。

制作方法

1.豆腐切成块，沾匀豆粉，入精炼油锅中炸脆捞出，装盘。

2.锅内加少许清水烧沸，下橙汁、白糖，用豆粉勾芡，起锅淋于豆腐上即成。

操作要领

炸豆腐的火不宜太大、油温不宜太高，切忌炸焦。

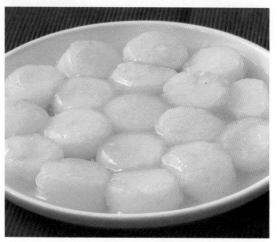

蒸白菜丸子

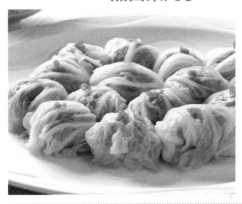

原料
猪肥瘦肉、白菜叶、豆粉、蛋清、精盐、味精、鸡精、甜面酱、老抽各适量。

制作方法
1.猪肥瘦肉剁碎，加入精盐、味精、鸡精、甜面酱、豆粉、老抽、蛋清、清水搅匀成馅；白菜叶洗净，入沸水中焯一水捞出。
2.将猪肉馅挤成丸子，放入沸水锅中煮熟，捞出后用白菜叶包裹好，再入笼蒸5分钟即可。

操作要领
肉馅加清水要分多次进行，并要顺着一个方向搅拌。

酸萝卜烧兔

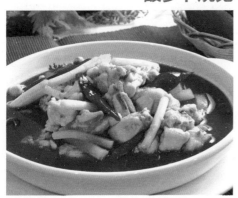

原料
净子兔、酸萝卜、泡红椒、鲜汤、水豆粉、精炼油、姜末、蒜末、葱末、马耳葱、精盐、味精、白糖、料酒、香油各适量。

制作方法
1.兔肉斩成小块，加入葱末、姜末、料酒码渍15分钟；酸萝卜切成条；红椒切成马耳朵形。
2.锅中下精炼油烧热，下兔肉过油。锅中留少许油将泡红椒炒出色，放姜末、蒜末炒香，加鲜汤烧沸，调入精盐、味精、白糖、料酒，放入酸萝卜、兔肉块烧熟透，用水豆粉勾芡，下马耳葱，淋入香油，起锅装盘即成。

操作要领
兔肉烹制前用葱、姜、料酒码味，再入锅中过油，可避免膻味过重。

冬菜扣鸭

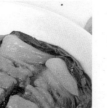

原料
鸭子、冬菜、姜、葱、精盐、酱油、味精、料酒、五香粉、香油各适量。

制作方法
1.鸭子宰杀后治净，用盐、料酒、姜、葱、五香粉抹遍鸭身内外，腌渍约40分钟。
2.放入蒸笼蒸熟后，取出揩干水分，下热油锅炸呈金黄色时捞出，斩成长5厘米、宽2厘米的鸭条，摆入蒸碗中，皮朝下，呈三叠水形，调入盐、味精、酱油及料酒，放入洗净切成长1厘米的冬菜，上笼蒸约30分钟取出，翻扣入盘，淋上香油即成。

操作要领
蒸鸭的时间视鸭的老嫩而定，否则绵老或难以成形。

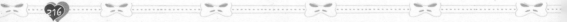